JN250435

慢性疼痛診療ハンドブック

認定NPO法人いたみ医学
研究情報センター

池本竜則 ●編著

中外医学社

●執筆者一覧 （執筆順）

牛田享宏	愛知医科大学医学部学際的痛みセンター教授
柴田政彦	大阪大学大学院医学系研究科疼痛医学寄附講座教授
安達友紀	滋賀医科大学医学部附属病院ペインクリニック科
石川理恵	八戸平和病院麻酔科・ペインクリニック
井関雅子	順天堂大学医学部麻酔科学・ペインクリニック講座教授
北原雅樹	東京慈恵会医科大学附属病院ペインクリニック科診療部長
住谷昌彦	東京大学医学部附属病院緩和ケア診療部部長 / 麻酔科・痛みセンター
坂田尚子	東京大学医学部附属病院緩和ケア診療部
西江宏行	川崎医科大学麻酔・集中治療科
内山　徹	内山整形外科医院院長
池本竜則	愛知医科大学運動療育センター講師
三木健司	大阪大学大学院医学系研究科疼痛医学寄附講座准教授 / 早石病院疼痛医療センター センター長
木村嘉之	獨協医科大学医学部麻酔科学講座准教授
境　徹也	長崎大学医学部麻酔学准教授
小暮孝道	東京大学医学部附属病院緩和ケア診療部 / 麻酔科・痛みセンター
川﨑元敬	高知大学医学部整形外科講師
福井　聖	滋賀医科大学附属病院ペインクリニック科病院教授
山口重樹	獨協医科大学医学部麻酔科学講座主任教授
園畑素樹	佐賀大学医学部整形外科准教授
馬渡正明	佐賀大学医学部整形外科教授
矢吹省司	福島県立医科大学医学部整形外科 / 疼痛医学 教授
松原貴子	日本福祉大学健康科学部リハビリテーション学科教授
池本佳代	NPO 法人いたみ医学研究情報センター
細越寛樹	畿央大学教育学部現代教育学科准教授

序

　「痛み」は日常診療の中で中核となる症状の一つですが，本企画のテーマである「長引く痛み＝慢性疼痛」は，患者さんの生活の質を低下させるだけでなく，取り巻く家族や職場，社会全体に不幸な影響をもたらすことが知られています．慢性疼痛といっても原因はさまざまあり，加齢に伴う組織の変性・損傷から生じるものや，リウマチ性疾患などの持続炎症を伴うもの，神経障害を伴うもの，また組織障害と痛みとの関連性は見いだせないものの兎に角「痛い」と訴えているもの，そして多くの場合これらの病態が混在しているものが考えられます．

　特に難治性の痛みになると，その診断根拠にも不明確な部分が多く，疾患を取り扱う医療者，特に専門家の間でも意見の隔たりがみられるため，その結果，様々な病名を告げられた患者さんの多くは，医療者の発言に混乱し，痛みの緩和を求めて医療機関への受診を繰り返しているのが現状です．このような背景から私たちは，「慢性疼痛」を取り扱うことの多い医療者が中心のNPO法人を立ち上げ，2012年度からは厚生労働省「からだの痛み相談支援事業」を執り行っております．本書は，その事業内容の一つである「医療者への痛みの教育」の中で，各分野のエキスパートが用いてきた資料をスライドベースで再編集し，初学者でも読みやすい内容となるように仕上げてまいりました．著者として，整形外科，麻酔科，精神科の専門医師に加え，理学療法士，看護師，臨床心理士の先生方にご執筆いただき，各職種目線からみた痛み医療の考え方および対処法についてご提示いただいております．

　また，本書では「慢性疼痛」という言葉を，患者さん目線でわかりやすい「慢性痛」という表現に変え，慢性痛症候群を一つの病態として捉えております．

　プライマリケアで直接患者さんの治療を担う医師や理学・作業療法士はもちろんのこと，患者家族への接点となる看護師や社会福祉士の方にとっても，痛みの本質を理解していただき，患者さんやその周囲に人たちにどのように対応すべきかの参考になるのではないかと考えております．読者の皆様にとりまして，痛み医療の一助になれば幸いです．

　　　　　　平成28年10月

　　　　　　　　　　　認定NPO法人いたみ医学研究情報センター
　　　　　　　　　　　池本竜則

目　次

1　慢性痛症候群とは　〈牛田享宏〉　1

1	痛みとは	1
2	痛みの分類	2
3	疼痛診療について	3
4	運動器疼痛における調査	4
5	疼痛における社会的な問題	5
6	心身状態によって痛みの感じ方は異なる	6
7	痛みの破局化とは	7
8	廃用とは	8
9	慢性痛患者の特徴〜破局化思考	9
10	慢性痛症候群とは何か	10
11	慢性痛の悪循環	11
12	医療者診断の問題	12
13	慢性痛治療の考え方	13

2　治療に難渋する慢性痛患者とは　〈柴田政彦　安達友紀〉　14

1	治療に難渋する慢性痛患者とは	14
2	治療に難渋する要因	15
3	身体的要因	16
4	精神心理的要因　Ⅰ	17
5	精神心理的要因　Ⅱ	18
6	精神心理的要因　Ⅲ	19
7	精神心理的要因　Ⅳ	20
8	環境要因	21
9	治療要因	22
10	難治性疼痛の代表疾患と要因	23
11	線維筋痛症，慢性会陰部痛，舌痛症などの機能性疼痛	24
12	治療に抵抗する慢性痛を予防する対策 ―　一般論	25

目次

13 治療に抵抗する慢性痛を予防する対策 ― 具体案‥‥‥‥‥‥ 26

| 3 | 慢性痛では痛み以外の評価が重要 | 〈石川理恵 井関雅子〉 27 |

1 痛みの主観的評価‥‥‥‥‥‥‥‥‥‥‥‥‥‥‥‥‥‥‥‥‥ 27

2 慢性痛患者で重要な治療目標設定‥‥‥‥‥‥‥‥‥‥‥‥‥ 29

3 簡易疼痛評価 BPI (Brief Pain Inventory)‥‥‥‥‥‥‥ 31

4 疼痛生活障害評価尺度（ADL 評価）
PDAS (Pain Disability Assessment Scale)‥‥‥‥‥‥ 33

5 痛みに対する破局的思考の程度
PCS (Pain Catastrophizing Scale)‥‥‥‥‥‥‥‥‥ 35

6 不安・抑うつ評価
HADS (Hospital Anxiety and Depression Scale)‥‥‥ 37

7 症例：47 歳男性‥‥‥‥‥‥‥‥‥‥‥‥‥‥‥‥‥‥‥‥‥ 39

8 症例：47 歳男性（つづき）‥‥‥‥‥‥‥‥‥‥‥‥‥‥‥ 40

9 そこでわれわれは…‥‥‥‥‥‥‥‥‥‥‥‥‥‥‥‥‥‥‥ 41

10 まとめ‥‥‥‥‥‥‥‥‥‥‥‥‥‥‥‥‥‥‥‥‥‥‥‥‥‥ 42

| 4 | 家族にも目を向けよう | 〈北原雅樹〉 43 |

1 家族関係の重要さ‥‥‥‥‥‥‥‥‥‥‥‥‥‥‥‥‥‥‥‥‥ 43

2 症例 1：50 代女性 15Xcm, 50kg 強‥‥‥‥‥‥‥‥‥‥ 44

3 症例 1（つづき）‥‥‥‥‥‥‥‥‥‥‥‥‥‥‥‥‥‥‥‥‥ 45

4 何が一番お困りですか？‥‥‥‥‥‥‥‥‥‥‥‥‥‥‥‥‥ 46

5 治療方針‥‥‥‥‥‥‥‥‥‥‥‥‥‥‥‥‥‥‥‥‥‥‥‥‥ 47

6 治療経過‥‥‥‥‥‥‥‥‥‥‥‥‥‥‥‥‥‥‥‥‥‥‥‥‥ 48

7 症例 2：30 代女性 16Xcm, 50kg 弱‥‥‥‥‥‥‥‥‥‥ 49

8 症例 2（つづき）‥‥‥‥‥‥‥‥‥‥‥‥‥‥‥‥‥‥‥‥‥ 50

9 治療方針‥‥‥‥‥‥‥‥‥‥‥‥‥‥‥‥‥‥‥‥‥‥‥‥‥ 51

10 治療経過‥‥‥‥‥‥‥‥‥‥‥‥‥‥‥‥‥‥‥‥‥‥‥‥‥ 52

11 症例 3：19 歳女性 15Xcm, 50kg 半ば‥‥‥‥‥‥‥‥ 53

12 症例 3（つづき①）‥‥‥‥‥‥‥‥‥‥‥‥‥‥‥‥‥‥‥‥ 54

13 症例 3（つづき②）‥‥‥‥‥‥‥‥‥‥‥‥‥‥‥‥‥‥‥‥ 55

14 治療方針‥‥‥‥‥‥‥‥‥‥‥‥‥‥‥‥‥‥‥‥‥‥‥‥‥ 56

15 治療経過‥‥‥‥‥‥‥‥‥‥‥‥‥‥‥‥‥‥‥‥‥‥‥‥‥ 57

	16	家族関係についてのポイント ……………………………………… 58

5 神経障害性疼痛とは 〈住谷昌彦　坂田尚子〉 59

1	痛みの分類・病態……………………………………………………… 59
2	神経障害性疼痛の診断 ………………………………………………… 60
3	疼痛疾患の特徴 ………………………………………………………… 61
4	運動器疼痛疾患の 30 〜 40%は神経障害性疼痛の 要素を持っている……………………………………………………… 62
5	神経障害性疼痛の重症度評価尺度 （神経障害性疼痛の発症機序の解明に繋がると期待されている）…… 64
6	臨床的価値の重み・考え方…………………………………………… 66
7	神経障害性疼痛に対する薬物療法の有効性と副作用………… 67
8	神経障害性疼痛—薬物療法アルゴニズム ………………………… 68
9	NeP の併存症 ………………………………………………………… 69
10	病的疼痛疾患の悪循環モデル Fear-avoidance model…………… 70
11	認知行動療法 Cognitive behavioral therapy（CBT）……………… 71

6 慢性痛治療薬の使い方・考え方 〈西江宏行〉 72

1	慢性痛における治療薬の選択 ………………………………………… 72
2	慢性痛の原因となりうる重要な病態: 神経障害性疼痛………… 73
3	神経障害性疼痛薬物療法（抜粋）…………………………………… 74
4	神経障害性疾病の治療薬について知っておきたいこと ……… 75
5	プレガバリン投与前後の疼痛スコア ……………………………… 76
6	糖尿病性神経障害に対するデュロキセチンの効果…………… 77
7	NNT（number needed to treat）という考え方……………………… 78
8	帯状疱疹後神経痛に対するプレガバリンの研究 ……………… 79
9	添付文書での自動車運転に関する注意………………………… 80
10	重大な副作用……………………………………………………………… 81
11	慢性腰痛に対する各薬剤の推奨度 ………………………………… 82
12	ベンゾジアゼピンの世界各国での処方量 ………………………… 83
13	ベンゾジアゼピン系薬剤の危険性 ………………………………… 84
14	まとめ……………………………………………………………………… 85

目次

7 エゴグラムによる性格診断 〈内山 徹〉 86

1 交流分析とエゴグラム ……………………………………………… 86
2 構造分析 …………………………………………………………… 87
3 やりとりの分析 …………………………………………………… 88
4 心理的ゲーム ……………………………………………………… 89
5 エゴグラム ………………………………………………………… 90
6 自我状態の二面性 ………………………………………………… 91
7 エゴグラムパターン ……………………………………………… 92
8 症例：40 歳女性 …………………………………………………… 93
9 症例：40 歳女性（つづき） ……………………………………… 94
10 まとめ ……………………………………………………………… 95

8 補償体系・疾病利得の評価 〈池本竜則〉 97

1 疾病利得の種類 …………………………………………………… 97
2 症例：40 代男性 …………………………………………………… 98
3 身体所見　社会背景 ……………………………………………… 99
4 精神障害者保健福祉手帳 ………………………………………… 100
5 障害年金 …………………………………………………………… 101
6 障害等級には様々な制度があり，それぞれ基準が異なる …… 102
7 障害年金の等級基準 ……………………………………………… 103
8 障害年金額の算出 ………………………………………………… 105
9 経過　症例：40 代男性 …………………………………………… 106
10 痛みの持続（慢性化）と補償制度との関連 …………………… 107

9 むち打ち症に対する現在の考え方と治療 〈三木健司〉 109

1 頚椎捻挫の定義 …………………………………………………… 109
2 頚椎捻挫の発症機序 ……………………………………………… 110
3 外傷性頚部症候群（むち打ち症） ……………………………… 111
4 判例から見たむち打ち …………………………………………… 112
5 むち打ち損傷病型分類（ケベック分類 1995） ………………… 113
6 カナダでの外傷性頚部症候群 …………………………………… 114

7	頚椎捻挫の治療には，頚椎カラーを「痛み」が ある間装着する？	115
8	WAD 患者の受傷時年齢と治療期間	116
9	年齢区分からみた治療終了までの期間の累積分布	117
10	結果のまとめ	118
11	頚椎捻挫の国際研究	120
12	補償が行動に及ぼす影響	121
13	日常生活での加速度（35km で追突は 10G 程度）	122
14	頚椎捻挫による椎間板ヘルニアが後日発生する ことがある？	123
15	入通院の必要性，外泊外出回数	124
16	痛みの機序による分類：器質的疼痛と非器質的疼痛	125
17	IASP2009 Global against pain	126
18	長野地裁松本支部の判例（昭和 57 年 3 月 30 日）	127
19	医療が慢性痛をつくる？	128

10 慢性痛の診断書の書き方・考え方 〈木村嘉之　三木健司〉 129

1	診断書の書き方・考え方	129
2	後遺障害の定義	130
3	症状固定の定義	131
4	後遺障害	132
5	等級認定について	133
6	自賠責の計算式	134
7	交通事故交渉サービス業の存在	135
8	診断書	136
9	交通事故の医療費をめぐる判決	137
10	自賠責医療の実務	138
11	医療機関の損保に取るべき態度	139
12	損保が支払わない理由	140
13	医業類似行為からの紹介患者	141
14	医業類似行為への責任に関する判例	142
15	長期通院は問題となる	142
16	詐病対策は？	143

目次

17 まとめ……………………………………………………………… 144

11 痛みと虚偽性障害 〈境 徹也〉 145

1 症例……………………………………………………………… 145

2 問題行動………………………………………………………… 146

3 ねつ造…………………………………………………………… 147

4 虚偽性障害……………………………………………………… 148

5 虚偽性障害における身体症状………………………………… 149

6 虚偽性障害における問題行動………………………………… 150

7 虚偽性障害の病因……………………………………………… 151

8 虚偽性障害の痛みの訴えへの対応…………………………… 152

9 身体症状症と詐病との鑑別診断……………………………… 153

10 虚偽性障害の罹病率…………………………………………… 154

11 「治療」から「対応」,「管理」へ…………………………… 155

12 医療者の良心と葛藤…………………………………………… 156

12 精神科医から見た慢性痛 〈小暮孝道 住谷昌彦〉 157

1 精神科医から見た慢性痛……………………………………… 157

2 症例……………………………………………………………… 158

3 症例……………………………………………………………… 159

4 精神疾患の安易な診断は危険………………………………… 160

5 心を研ぎ澄まして感じる貴重な患者情報…………………… 161

6 診断に役立つ心モニター……………………………………… 162

7 見当識の確認だけでも………………………………………… 163

8 症例……………………………………………………………… 164

9 症例……………………………………………………………… 165

10 時系列と処方…………………………………………………… 167

11 "痛み"とは…"精神科的な評価"とは…………………… 168

13 Red flags の評価 〈川﨑元敬〉 169

1 Red flags の評価……………………………………………… 169

2 痛みの Red flags と Yellow flags…………………………… 170

3 腰痛における Red flags……………………………………… 171

4　症例 1：85 歳女性　腰痛 ……………………………………………… 172

5　症例 1：追加検査 ……………………………………………………… 173

6　症例 2：45 歳女性　背部痛 …………………………………………… 174

7　症例 2：45 歳女性　背部痛（つづき）……………………………… 175

8　症例 3：86 歳男性　腰痛 ……………………………………………… 176

9　症例 3：86 歳男性　腰痛（つづき）………………………………… 177

10　症例 4：84 歳女性　右頚部から肩の痛み，
　　小指のしびれ ………………………………………………………… 178

11　症例 4：84 歳女性　右頚部から肩の痛み，
　　小指のしびれ（つづき）…………………………………………… 179

12　症例 5：72 歳男性　後頚部〜背部痛 ……………………………… 180

13　状況認識における問題　診断決定の思考プロセスの問題 ……… 181

14　診断エラーに導かれる認知バイアス ……………………………… 183

15　慢性痛の診断の際に …………………………………………………… 184

14　神経ブロック治療の適応と限界　〈福井　聖〉185

1　症例 1：急性増悪を繰り返す慢性腰痛① ………………………… 185

2　ディスカッションタイム ……………………………………………… 185

3　症例 1：急性増悪を繰り返す慢性腰痛② ………………………… 186

4　神経根ブロック ………………………………………………………… 186

5　症例 2：54 歳女性　数年来の慢性腰痛① ………………………… 187

6　Q and A ………………………………………………………………… 187

7　ディスカッションタイム ……………………………………………… 188

8　症例 2：54 歳女性　数年来の慢性腰痛② ………………………… 188

9　慢性痛の治療：神経ブロック治療の適応と限界 ………………… 189

10　神経ブロック治療の適応：急性痛と慢性痛 ……………………… 190

11　慢性痛患者に対する神経ブロック治療① ………………………… 191

12　慢性痛患者での目標設定 …………………………………………… 192

13　慢性痛患者に対する神経ブロック治療② ………………………… 193

14　慢性痛患者に対する神経ブロック治療③ ………………………… 194

15　"とにかく痛い !!" 訴えの連続 ……………………………………… 195

16　インターベンショナル治療の落とし穴 …………………………… 196

17　痛みのコントロールだけに目を奪われると ……………………… 197

vii

目次

18	慢性痛に対して神経ブロック治療を行う時, 医師は以下のことを考えて行うべき	198
19	神経ブロック治療の前に	199
20	慢性痛　神経ブロック治療介入のカギ	200
21	身体の機能的な評価　理学療法士	201
22	慢性痛における神経ブロック治療の立場	202

15 非がん性慢性疼痛へのオピオイドの使い方 〈山口重樹〉 203

1	はじめに	203
2	各領域のオピオイド治療の考え方の違い	204
3	がん疼痛と慢性痛のオピオイド治療の違い	205
4	慢性痛に対するオピオイド治療の適応	206
5	本邦で慢性痛に使用可能なオピオイド鎮痛薬	207
6	オピオイド鎮痛薬の副作用	208
7	オピオイド鎮痛薬の眠気対策	209
8	オピオイド鎮痛薬の悪心・嘔吐対策	210
9	オピオイド鎮痛薬の便秘対策	211
10	各国のガイドラインにおけるオピオイド 鎮痛薬投与量の上限	212
11	オピオイド治療開始後の経過と投与期間	213
12	オピオイド治療の高用量化, 長期化による問題	214
13	オピオイド治療が高用量化, 長期化する患者の特徴	215
14	オピオイド治療に固執する患者の特徴	216
15	オピオイド治療の目標設定	217
16	オピオイド治療中の注意点	218

16 人工関節手術の適応と限界 〈園畑素樹　馬渡正明〉 219

1	人工関節の種類	219
2	人工膝関節と人工股関節	220
3	人工関節の適応と原因疾患	221
4	変形性関節症の疼痛	222
5	変形性膝・股関節症に対する保存治療	223
6	関節温存手術	224

7	人工膝関節置換術	225
8	人工股関節置換術	226
9	人工関節置換術後の ADL	227
10	人工関節の合併症（1）	228
11	人工関節の合併症（2）	229
12	術後遷延痛	230
13	術後遷延痛の対策	231

17 慢性痛に対する運動療法　〈矢吹省司〉 232

1	海外の診療ガイドライン ―慢性腰痛に対する治療の勧告―	232
2	非特異的腰痛に対する運動療法	233
3	運動療法の種類で有効性に差があるか？	234
4	CQ8 腰痛の治療に安静は必要か	235
5	CQ11 腰痛に運動療法は有効か	236
6	CQ11 腰痛に運動療法は有効か	236
7	運動はやればやるほど良いのか	237
8	中年以降でも活動性を増やすと死亡率は減少する	238
9	運動は，アルツハイマー病や認知症を予防できる 可能性がある	239
10	運動は，乳癌や前立腺癌による死亡率を減少させる	240
11	運動はうつ状態を改善する	241
12	全身運動はインフルエンザに対する防御効果を強化する	242
13	日常の運動量が多い人は骨折の発生率が低い	243

18 慢性痛患者への具体的な運動指導法　〈松原貴子〉 244

1	慢性痛患者の特徴① 恐怖–回避思考	244
2	慢性痛患者の特徴② "0 か 100 か"の極端な思考	245
3	運動開始・再開時の精神心理面への対応	246
4	医療者は患者に寄り添う decision-making のサポーター	247
5	運動の効果と指導の工夫	248
6	Pacing が重要	250
7	具体的な運動指導法	252

目次

8	具体的な運動指導の流れ	253
9	運動指導法（初診）	255
10	運動指導法（2回目以降）	256
11	Case study	258
12	Case study ―運動指導法の具体例―	260
13	Case study ―運動指導と経過の具体例―	261
14	まとめ	263

19 慢性痛患者への実践会話　〈池本佳代〉264

1	医療者から言われて患者が不快だと感じた	264
2	基本姿勢	265
3	慢性痛の正しい知識を提供する	266
4	自分の努力ってどういうこと？	267
5	ほめること・認めること	268
6	会話の中に大事なフレーズが潜んでいる	269
7	50/50	270
8	「無理」や「できない」ではなく，「何ができるか」	271
9	しかし…	272
10	患者本人が気づく　他人と環境は変えられないが…（現状を他人や周囲の環境のせいにしている）	273
11	責めない　自分を客観視することの必要性	274
12	一人ぼっちではない	275
13	安心させる　場合によっては根拠のない励ましも特効薬に	276
14	前医を悪く言わない　涙の意味	277
15	目標・理想	278

20 慢性痛に対する認知行動療法　〈細越寛樹〉280

1	慢性痛と認知行動療法	280
2	認知行動療法が有効な領域	281
3	認知行動療法とは	282
4	認知行動療法の基本原則	283
5	認知行動モデル	284

6	Fear-avoidance model	285
7	認知行動療法の他の基本原則	286
8	悪循環を抜けるために	287
9	慢性痛患者の典型的な悪循環	288
10	活動と安静のバランスをとる	289
11	アクティビティ・ペーシング	290
12	行動の背景に潜む認知	291
13	認知再構成	292
14	まとめ	293

索引 295

1 慢性痛症候群とは

1 痛みとは

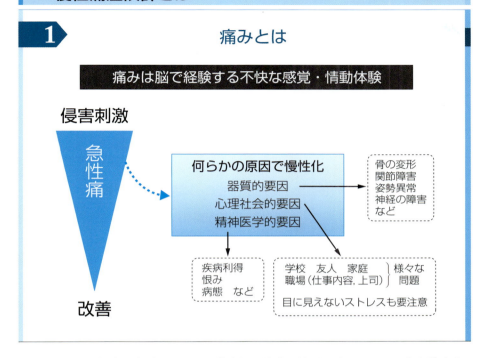

　痛みとは，組織の実質的あるいは潜在的な障害に結びつくか，このような障害を表す言葉を使って述べられる「不快な感覚，情動体験」である（国際疼痛学会：IASP）．

　ほとんどの痛みは急性痛であるが，様々な要因によって痛みは慢性化する．それらは，関節や神経の障害といった器質的な要因だけでなく，ストレスや家庭環境などによる心理社会的要因や，疾病利得や恨みなどが関与した精神医学の問題なども複雑に絡み合っていることが多い．

【急性痛】
　原因が明確で，発症してから3か月以内．病理学的には創傷修復課程で基本的には改善するが，再発もあり．

【慢性痛】
　画像所見などでも要因が確認できないが痛みが続いている状態で，予後が不明である．器質的要因がきっかけになることが多いが心理社会的や精神医学的な要因が複雑に絡んでいることが散見される．

1. 慢性痛症候群とは

2 痛みの分類

発生部位による分類
- 体性痛（皮膚病，深部痛）
- 内臓病
- （関連痛）

原因による分類
- 侵害受容性疼痛……侵害受容器が反応したことによって生じる痛み
- 神経障害性疼痛
- 心理社会因子が関与する痛み ｝侵害受容器が関与しない痛み

経過による分類
- 急性痛（侵害受容性疼痛）
- 慢性痛（神経障害性疼痛や心因性疼痛の可能性が高い）

（関西医療大学中塚教授より改変）

痛みには，基本的には3種類の分類方法があり，それぞれに対処方法が違う．

①発生部位による分類
- 体性痛：痛む部位が限定されている．

  皮膚痛……皮膚などの表面での痛み

  深部痛……靱帯，骨（骨膜），腱や筋肉（筋膜）などの痛み
- 内臓痛：痛みの部位が明確でないことが多い．
- （関連痛）：痛みを発生させている部位とは違う場所（周辺も含む）が痛む．

  ※伝達経路に障害があり，そこから痛みの信号が増大して伝達される．

②原因による分類
- 侵害受容性疼痛：急性痛はほぼ侵害受容性疼痛である．慢性痛に移行することも少なくない．
- 神経障害性疼痛：神経損傷や疾患によって発生する．

③経過による分類
- 急性痛と慢性痛

3 疼痛診療について

痛みの診療では，生物-心理-社会的モデルが必要

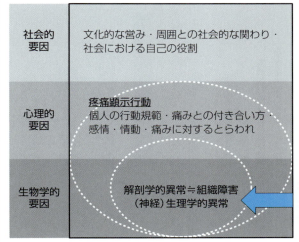

慢性痛の診療には，器質的要因に対する診察以外に，患者の背景（家族成育，社会，学校，仕事など）をしっかりと聞き出すことが大切である．慢性痛に苛まれている患者は，心理社会的な要因，精神医学的な要因などが複雑に絡み合っていることが多い．健常者に比べ，家庭や仕事，貧困，社会的孤立などの問題を抱えていることが高率で見受けられる．このような背景から，過剰な疼痛行動や恐怖心，恨み・怒りの感情や破局化思考などとして表出されるため，治療に困難をきたすことが多い．また，事故や業務災害などにおける疾病利得が存在する場合，患者にとって"痛み"が生活上重要な意味を持ってしまっているため，痛みに対する緩和を難しくしている．

さらに精神医学的な問題が顕在化することもよく見られ，このような患者に対しては，神経障害性疼痛が認められる病態でも薬物療法が無効であることが多く，症状に準じた治療を行うことが必要である．

1. 慢性痛症候群とは

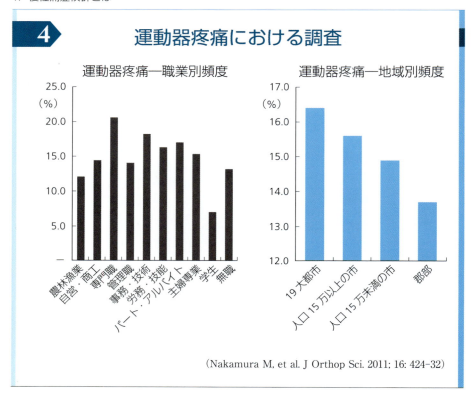

4 運動器疼痛における調査

(Nakamura M, et al. J Orthop Sci. 2011; 16: 424-32)

　運動器における疼痛では，体を動かす職業よりもむしろ，体をあまり使わない専門職，1日中机の前で作業するような職業のほうが疼痛を訴える頻度が高く．また，大都市のほうが疼痛患者の多いことが示された．これらのことから，日常的に体を動かさなければならない人よりも体を動かさなくても生活できる人のほうが運動器疼痛を訴えることが多いことが明らかとなった．

5　疼痛における社会的な問題

痛みの社会経済的問題―痛みが家族や社会に与える影響―

- 家族内に慢性痛患者がいると発生頻度が高い
  - 遺伝的素因
  - 痛み行動の学習
- 痛みによるコスト
  - 直接的コスト
    ・医療費，薬代，代替医療
  - 間接的コスト
    ・欠勤，失業
    ・生産性の低下
  - 測定困難なコスト
    ・苦悩，QOL低下など

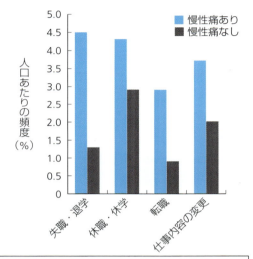

- 本邦では慢性運動器疼痛患者の10%が就学/就労の制限を余儀なくされている
  →慢性痛患者の社会的損失（3700億円！）

（Nakamura M, et al. J Orthop Sci. 2011; 16: 424-32）

　慢性痛は，本人だけでなく家族や社会などにも影響を与えることが大きいことがわかっている．痛みに苛まれるとそのことばかりを考え，完治させようと医療費・薬代などが増えるため家計を圧迫する．また，仕事においては，痛いことを回避する思考が働き体を動かすことを怠るため，生産性が低下したり，病院通いのため欠勤したりしたことにより，休業さらには失業する事例もある．それらの結果，QOLが低下し，生活苦を強いられることも少なくない．これらは現在の急性痛の処置や治療方法では改善困難であり，本邦においては大きな社会的損失となっている．

1. 慢性痛症候群とは

6 心身状態によって痛みの感じ方は異なる

体への刺激はなくても，心は痛い

図中：縦軸 Social Distress（1.0〜4.0），横軸 Anterior Cingulate（−6 8 45），r＝0.88

社会的疎外感は，痛みの不快と同様な脳反応を示す

(Eisenberger NI, et al. Science. 2003; 302: 290-2)

　痛みを感じる強さは同じ痛み刺激を与えても，被験者によって違うことが研究で明らかとなった（Coghill RC, et al. Proc Natl Acad Sci U S A. 2003; 100 (14): 8538-42）.

　また，事前に痛いと思いこんだ場合も，同じ刺激で痛みの感じ方が強くなることもわかっている（Koyama T, et al. Proc Natl Acad Sci U S A. 2005; 102 (36): 12950-5）.

　さらに，社会的疎外感を感じたときに反応した脳の状態と，痛みで感じる不快な状態での脳の反応は同様であることも明らかにされている（Eisenberger NI, et al. Science. 2003; 302 (5643): 290-2）.

　これらの研究から，痛みの強さは本人の心の状態（感情）によって変化することが考えられる.

　よって，慢性痛は同じ痛み状態であっても，患者本人の心身状態によって増悪することが示された.

7 痛みの破局化とは

Pain Catastrophizing（痛みの破局化）

今ある痛みに対して……
- 痛みが消えるかどうかいつも心配している
- 痛みは恐ろしく，圧倒されるように感じる
- 他の痛みが出てくることを考えてしまう
- 痛みが消えることを強く望んでいる
- 痛みが止まってほしいということばかり考えてしまう

（Sullivan MJ らによって開発，現在日本語あり）

　痛みに対する破局化思考は，四六時中痛みにとらわれ，痛みをなくすことに執着するため，ドクターショッピングなどを繰り返すことが多い．また，痛みのために動くことを疎かにしている患者も少なくない．そのため，社会的孤立，仕事の転職や休職あるいは失職，医療費の増大など，社会的損失が大きいことがわかっている．

1. 慢性痛症候群とは

8 廃用とは

- 機能的異常に関連した様々な変化

からだを使わなかっただけで引き起こされる変化の例

1. 関節滑膜の癒着，軟骨の圧迫壊死
2. 筋線維のタイプの変化
3. 筋アセチルコリン受容体の増加
4. 関節部機械需要器の異形化（神経末端の組織学的変化）
5. 神経系の変化（脊髄，脳での変化）

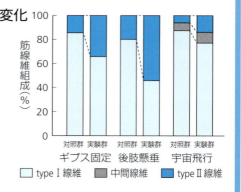

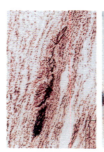
control

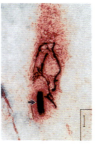
不動化後 4wks

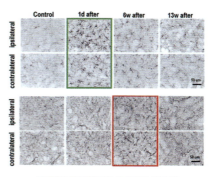
固定後の脊髄グリア活性の変化

不動化（廃用）開始から 10 日程度から起こり始める

　動くことをやめると，それだけで様々な異常が引き起こされる．主に筋肉の減少や関節可動域の狭まり神経系の機応変化（末梢神経，脊髄，脳）などがあげられる．動かない状態が続くと，体を動かそうとしても動かしにくい・痛いと感じ，さらに動かすことをやめてしまう．その悪循環が続くことにより，慢性痛も難治化することが考えられる．

9 ▶ 慢性痛患者の特徴～破局化思考

破局化傾向＋，怒り（情動としての痛み）	破局化傾向－（感覚としての痛み＋）

腰椎椎間板ヘルニア術後
男性　6X 歳

施設１にて手術したらすぐゴルフでも何でもできるようになると言われ…

10 年前　部分椎弓切除術
　　　　　（腰下肢痛残存）
　7 年前　2 椎間徐圧固定術
　　　　　（腰下肢痛残存）

施設２にて
　4 年前　薬が効かず症状が残存しているのは"神経に傷が付いているから"と説明を受ける

以降自分は神経が傷ついているから痛い，どうにかならないかと訴える
腰の手術したら何か普通は残る
しびれは残存するのは普通と説明する
がどうしても納得できない

胸髄損傷後（自損）
男性　2X 歳

国体の体操選手であったが，飛び込みをした際に胸髄損傷

"下半身がずっと氷水につけられているように痛い"

抗うつ薬，抗てんかん薬無効
自殺企図も

車椅子バスケットボールのチームに誘われる→リーダーに

社会復帰
　痛みはあるけど困らない

上記は「破局化思考」が対照的な慢性痛患者の状態である．

左：破局化思考があり，「痛み」が生活の中心になっている．

右：当初は痛みに苦しんでいたが，スポーツチームに誘われリーダーになることにより，痛みにとらわれない生活を送れている．

破局化思考が強いほど，薬剤の使用や病院への受診が高くなっており，医療費などの社会的損失が大きくなることが明らかとなっている．

1. 慢性痛症候群とは

10 ▶ 慢性痛症候群とは何か

慢性痛症候群とは……

日常生活の破綻をもたらす
「悪適応行動パターン」により同定される.
　　　Pain Behavior

典型的な疼痛行動
・ドクターショッピングや検査を好み，
　どこまでも痛みの原因を追及する.
・痛み緩和方法に対する過剰な期待
・痛みへの固執による周囲からの孤立
・睡眠行動パターンの崩れ
・コミュニケーション障害

疼痛行動に伴う精神障害
・抑うつや不安
・将来への恐れ
・自尊心の低下
・無力感や絶望感
・希死念慮

　慢性痛は，生命に直接的にはかかわることではないが，疼痛行動であったり破局化思考であったりするために，痛みが生活の中心となり，日常の生活における活動も制限させてしまう事例は少なくない. 日常生活動作（ADL）を低下させてしまうと生活の質（QOL）も落ちるために，薬剤の増加やドクターショッピングを繰り返したり，介護が必要となったりすることで，患者本人だけでなく，家族の休職や失職などの社会的損失や本邦の医療経済にも大きな影響を与えている.

11 慢性痛の悪循環

慢性痛の悪循環—Fear-avoidance model—

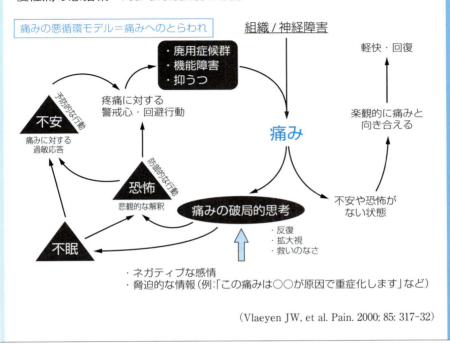

（Vlaeyen JW, et al. Pain. 2000; 85: 317-32）

　慢性痛における悪循環は，前出の破局化思考や痛みに対する不安や恐怖など，様々な痛みへのとらわれが重なり合うことで起きている．痛みが完全に消失するケースはほとんどないが，不安をとりのぞき患者の思考を変換することにより痛みがあっても日常生活が送ることを可能にすることで，社会的損失などが軽減され，また本邦の医療費削減にもつながっていくと考えられる．

1. 慢性痛症候群とは

12 ▶ 医療者診断の問題

受傷機転や病名診断と慢性痛

● 診断やそれにつながる言葉を告げられると症状に影響し，痛みの遷延に関与する．

(Patheni M, et al. Clin Exp Rheumatol. 2000; 18: 67-70)
(Obelieniene D, et al. J Neurol Neurosurg Psychiatry. 1999; 66: 279-83)
(Ferrari R. BCMJ. 2002; 44: 307-11)

痛みが診断されこと，それが外因によって起こったことなどによる様々な心理的なストレスや環境要因が痛みの慢性化を引き起こす

慢性痛には，業務労災・事故，オペラント条件付けに基づいた疾病利得が存在している．また，病名診断がつくことで難治化することがある．また，疼痛行動（痛みがあることを他人に知らせるための行動）や回避行動（痛み体験を回避する）がみられることも多い．これらは，患者にとって痛みがあるために社会や家庭において都合のよい環境が得られる（労務内容，収入など）ため，生活上重要な意味を持ってしまうからである．

13 慢性痛治療の考え方

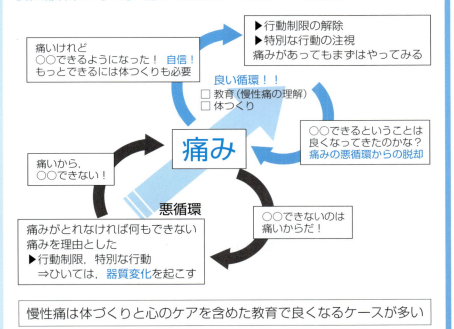

慢性痛治療においては，痛みを消失させなければならないという考えは排除し，痛みがあっても生きがいのある生活を送れるようにすることに重点を置くことが必要である．そのためには，単一診療科のみの治療ではなく，コメディカルを含めたチームを結成して診療方法などの情報を共有し，患者のQOLやADLを改善させることを目標としていくことが望ましい．

〈牛田享宏〉

2 ● 治療に難渋する慢性痛患者とは

1　治療に難渋する慢性痛患者とは

- よくならない
- 診療に対する不満や要求が多い
- 医療者の指示や約束を守らない
- コミュニケーションがとりにくい

　治療に難渋する慢性痛患者とはどのような患者であろうか？　1つは治療しても良くならない患者．2番目に診療に対する不満や要求が多い患者．3番目に医療者の指示や約束を守らない患者．最後にコミュニケーションがとりにくい患者などがあげられる．

　治療に難渋するというのは医療者の主観であるが，上記のような患者の場合，医療者は無力感を感じ，患者への対応はどうしてもネガティブになりやすい．そのような医療者の行動は患者の治療意欲を削ぐことにもつながり，相互に悪循環を引き起こす．

　難治性の慢性痛は患者自身の問題であると同時に，治療者の対応や行動によって形成される部分もあることを忘れてはならない．

　このような患者を診療する機会の多い医療者は，患者から受けた印象に基づいて自分本位に行動するのではなく，治療を難治化させている要因を冷静に分析し，適切な対応方針を立てた上で治療に反映させることが重要である．また，そのように行動できるよう訓練をつむことも重要となる．

2 治療に難渋する要因

- 身体的要因
- 精神心理的要因
- 環境要因
- 治療要因

治療に難渋する要因を分類すると

①身体的要因

②精神心理的要因

③環境要因

④治療要因

などがあげられる.

　身体的要因とは，神経の損傷（末梢神経ないし脊髄・脳），修復困難な組織の損傷による筋力低下，姿勢保持困難，組織の慢性炎症や虚血状態の持続などをさす.

　精神心理的要因とは，大うつ病，双極性障害，統合失調症など精神病の合併．発達障害，心的外傷後ストレス症候群，不安障害，うつ状態，パーソナリティー障害などその他さまざまな病名で呼ばれる精神疾患および関連の病態.

　適応障害，回避行動，疾病利得など，主に環境要因が関与する心理的な問題.

　今まで受けてきた治療や医療者の説明によって形成されてきた，病状に対するとらえかたや医療に対する期待，不信感，不満感などが治療を難治化させる要因となりうる.

2. 治療に難渋する慢性痛患者とは

3 身体的要因

神経障害性疼痛
- 末梢神経障害性疼痛
- 中枢神経障害性疼痛
  - 脊髄の障害に伴うもの
  - 脳の障害に伴うもの

- 特殊な神経障害
  - 三叉神経痛
  - 腕神経叢引き抜き損傷
  - HIV による神経障害など

組織の退行変性に伴う痛み
- 原疾患や外傷による直接的なもの
- 筋の萎縮など廃用による二次的なもの

虚血による痛み
- 原疾患や外傷による直接的なもの
- 筋の萎縮など廃用による二次的なもの

身体的要因には
①神経障害性疼痛
②組織の退行変性に伴う痛み
③虚血による痛み
などがある.

　神経障害性疼痛には帯状疱疹関連痛，有痛性糖尿病性神経障害，外傷後，化学療法後の神経障害，脊髄神経根の障害などの末梢神経障害性疼痛や外傷性脊髄損傷，頚胸髄の圧迫性脊髄症によるもの，脊髄腫瘍，脳卒中後など中枢神経障害性疼痛などがある．治療法が他と異なるという点で三叉神経痛，腕神経叢引き抜き損傷など特殊な神経障害性疼痛もある.

　高エネルギー外傷後や加齢，低栄養，慢性の消耗性疾患の合併などによって筋の廃用が起こり，運動系全体の機能が損なわれると，危険を回避する行動への影響がでて，痛みに関連する行動につながり問題となる場合がある.

　閉塞性血管疾患や外傷や手術の後遺症として組織の虚血状態が続き痛みが慢性化することもある.

　逆に，神経，筋，血管の障害が必ず慢性痛を起こすのではない．慢性痛はいくつかの事柄が組み合わさって形成され長期化するという理解が必要である.

4 精神心理的要因　Ⅰ

●**精神科疾患**
- うつ病性障害
- 双極性障害
- 統合失調症
- 発達障害

　精神科疾患が慢性痛の直接の原因になることは多くないが，精神科疾患の合併は治療を困難にすることが少なくない．慢性痛にうつ病が合併することは古くから知られている．一般に慢性痛に対する抗うつ薬の効果は，抗うつ効果によるものではないとされているが，一部抗うつ作用を介するという臨床判断が妥当と考えられる症例もある．

　双極性障害は，頻度の高い精神病の一つで，抑うつ状態の時に慢性の痛みを呈することがある．

　統合失調症に慢性痛が合併することは多くなく，むしろ痛覚鈍麻になっている場合が多い．時に，痛みへのとらわれとして症状が出る場合がある．

　発達障害と慢性痛の関連については，これまであまり注目されてこなかったが，発達障害と関連した症状へのとらわれの行動は，日常診療では少なからず経験し，今後の研究が必要である．

2. 治療に難渋する慢性痛患者とは

 精神心理的要因　Ⅱ

●**精神科疾患**
- 不安障害
- パーソナリティー障害
- 認知症　精神遅滞
- 物質関連障害
- 強迫性障害　身体症状症

　慢性痛と関連するその他の精神科領域の疾患として，不安障害，パーソナリティー障害，認知症　精神遅滞，物質関連障害，強迫性障害，身体症状症，などがあげられる．

　不安障害とは，過剰な心配，恐怖の特徴を有するいくつかの異なる種類の一般的な精神障害を含んだ総称である．心的外傷後症候群，強迫性障害などは不安障害の下位分類で，上記分類は精神医学的な分類と異なるが，診療上の関連性をわかりやすく解説するために便宜上記載したものである．病態によってふさわしい対応法が異なるので，「慢性痛の原因は心因性」と一くくりにするのではなく，治療する立場からは，「どのような要因が痛みの慢性化に寄与していると判断できるか」「どのような対応法が望ましいと考えられるか」という見方をすることが望ましい．

　アメリカ精神医学会が作成したDSM-5によると，従来の身体表現性疼痛障害（DSM-III），疼痛性障害（DSM-IV）は身体症状性障害あるいは身体症状症というカテゴリーとなり，医学的な判断に比べて痛みに関連した症状や行動が過剰な状態が続く場合を指す．

　パーソナリティー障害とは，文化的な平均から著しく偏った行動の様式で，特徴的な生活の様式や他者との関わり方，または内面的な様式を持ち，そのことが個人的あるいは社会的にかなりの崩壊や著しい苦痛や機能の障害をもたらしているものを指す．青年期や成人早期に遡って始まっている必要がある．

　認知症や精神遅滞が身体的原因と乖離した痛みの訴えの長期化と関連している場合がある．特に軽度の場合には通常の診察で気づかないことが多く，慢性痛と関連する一つの病態として治療者が意識的に評価しないと見逃される場合が少なくない．

　オピオイドなど慢性痛の治療に用いられる薬剤の処方を必要以上に求めたり，複数の医療機関を受診する場合，物質関連障害を疑う．慢性痛に対して強オピオイドを処方する場合には，物質関連障害の既往の有無を本人にはもちろんのこと，関連に疑いがある場合には，家族など本人にかかわりの深い人物や過去の治療歴などを念入りに調べる必要がある．

6 精神心理的要因　Ⅲ

● 心理的修飾
- 破局的思考
- 恐怖回避
- 抑うつ
- 不安
- 不満　怒り

痛みを修飾する心理的事象として，破局的思考，恐怖回避，抑うつ，不安，不満，怒り，などがあげられる．

破局的思考とは，明らかに否定的な出来事や経験の印象が極端に増幅されてしまうことで，「痛みがもっとひどくなる」，「自分は痛みに対して無力である」など，痛みのことばかり考えてしまい，痛みがさらに強くなると感じたり，不快感が強まったり，日常生活の活動が制限されることをさす．

恐怖回避思考および恐怖回避行動とは，痛みが起こるのではないかという過度の恐怖心から，非生産的な回避的行動が持続的にとられる場合をさし，運動器慢性痛の形成に関与する重要な機序の一つと考えられている．

慢性痛と抑うつ，不安の関係については古くから多くの研究があり，相互に影響し悪循環を形成することが知られている．

外傷後など治療反応性の乏しい慢性痛には，不満や怒りの関与が考えられ，補償などの疾病利得がさらにかかわると，医療上の目標の設定が困難となり医療者のストレスも高くなる．短期的な問題解決は困難で，社会全体で問題意識を共有することが求められる．

7 精神心理的要因　Ⅳ

- **心理的修飾**
  - 失感情（アレキシサイミア）
  - 孤独感　喪失感
  - 価値観
  - 過度な期待
  - 依存
  - 疾病利得
  - 演技性

　失感情（アレキシサイミア）とは，自らの感情を自覚・認知したり表現することが不得意で，空想力・想像力に欠ける傾向のことをさす．アレキシサイミアの傾向を持つ人は自らの感情を認識することが苦手なため，身体の症状として現れてしまうという機序が想定されている．セラピストとの豊かなラポールを持ちづらいことも指摘されている．

　近親者やペットの死，高齢に伴う家族，社会からの隔絶などに伴う孤独感や喪失感が慢性痛の発症や長期化に関連していると判断できることは少なくない．環境調整，周囲への働きかけ，時間経過とともに症状が軽快することも多いので，過度な治療的介入を避けるほうが望ましい場合も少なくない．

　人は病気，身体の症状，医師，医療，金銭，社会保障，社会とのかかわりなどについて，個人個人それぞれの価値観を持っている．痛みが慢性化して医療機関を訪れる患者は，痛みの身体的要因を明らかにするのは医療機関の責務だという認識を持っている場合が多い．多くの場合，達成されないので医療への不信感につながり，より過度に症状を訴えることにつながる．治療者は，どのような要因が個々の患者の行動に影響しているかを冷静に分析し，適切な対応を心がけることが重要である．

8 環境要因

- 家庭
- 職場：仕事の状況
- 補償：訴訟
- 医療とのかかわり

　痛みの慢性化にかかわる環境要因を大きく分けて，家庭，職場：仕事の状況，補償：訴訟，医療とのかかわり，などがあげられる．

　家庭要因として多いのは，夫婦関係，親子の関係，嫁姑の関係などである．一つの家族に慢性痛患者が複数いる確率が高いことが指摘されており，遺伝的要因と環境要因の両方が慢性痛にかかわると考えられている．配偶者など最も一緒にすごす時間の長い家族を治療の枠組みに入れるという方法もある．

　就業年齢の労働者が，慢性の痛みを理由に欠勤，休業，退職，転職する場合，職場での人間関係など，環境要因がかかわっていることが少なくない．慢性痛の診療において患者の職業歴を詳しく聴取し，社会適応性を評価することは重要である．

　交通事故の被害者，仕事中のケガなどによる労災保険による補償など，患者が得る補償と身体の回復や復職の利害が衝突し，痛みに関連した行動を修飾することが少なくない．特にむちうち症に対する長期にわたる濃厚な治療は，患者の疾病への利得行動を強化する可能性が考えられ，医療者の良識が問われる事例も少なくない．医療者は診断書の意義や影響，責任について十分な知識を習得する必要がある．

　血管穿刺後の遷延痛，手術後の遷延痛など医療行為と関連した慢性痛は多い．外傷後と同様に心理社会的な要因が少なからず影響する場合は多い．長期化すると，改善することは期待できなくなるので，その発症の予防と早期の適切な対応が重要となる．

2. 治療に難渋する慢性痛患者とは

9 　　　　　　　　　　**治療要因**

- 医原性の障害
- 治療に対する過度な期待
- 医療への不信感
- 誤った病態評価に基づく不適切な治療経験
  - 不適切な説明
  - 過度な検査や治療
  - 心理的評価や対応の欠如

　慢性痛に関連する環境要因のうち，交通事故や労災事故とは異なり，治療と関連するものは医療者の心がけによって予防や早期対処が可能な部分が少なくない．

　治療の技術的な問題で医原性の障害を起こさないことが重要であることはいうまでもないが，機能改善を目標とする手術の場合，患者の治療に対する高い期待は，術後残存した症状に対する否定的な捉え方と関連する．昨今の外科手術に対する高い診療報酬が，病院の経営方針に影響し，外科系医師の手術症例を増やす価値観につながって手術適応基準の拡大を招き，慢性痛患者を生み出してしまう危険が考えられる．

　受診した医療機関によって説明が異なると患者は混乱し医療不信につながる．医学的に不適切な説明はもちろんのこと，症状や経過に不適切な検査や治療も医療不信につながる．症状は常に心理的要因によって修飾（強められることもあれば弱められることもある）を受けることを十分に認識して，適切に対応することが肝要である．

10　難治性疼痛の代表疾患と要因

Failed back surgery syndrome，CRPS など
- 身体
  - 神経障害性疼痛，組織の退行変性
- 精神心理
  - 破局的思考，恐怖回避，抑うつ，不安，不満，怒り
  - 孤独感，喪失感，価値観，過度な期待，依存，疾病利得
- 環境
  - 家庭，職場，仕事の状況，補償，訴訟，医療とのかかわり
- 医療
  - 医原性の障害，治療に対する過度な期待，医療への不信感
  - 不適切な治療経験，不適切な説明，過度な検査や治療，心理的評価や
    対応の欠如

　難治性疼痛の代表として failed back surgery syndrome（FBSS）や複合性局所疼痛症候群（complex regional pain syndrome：CRPS）などがある.

　これらの病態は，身体的要因，精神心理的要因，環境要因，医療とのかかわりすべてが，関連を持ちながら影響しているので，治療反応性が乏しいことが多い. 個々の症例で，介入によって改善する可能性のある糸口を見つけ，時間をかけて解きほぐす作業が必要となる.

　再手術による症状の悪化や医療依存の強化，オピオイドなど自立した生活を阻害する可能性のある薬剤の投与など，医療介入によって，社会復帰をより困難にする状況を作り出すことが少なくない.

　医療者として「治療を提供する責任感」は重要であるが，このような病態においては治療が時に「社会復帰を阻害する役割」を果たす場合があるという認識を持つことは重要である.

2. 治療に難渋する慢性痛患者とは

11 線維筋痛症，慢性会陰部痛，舌痛症などの機能性疼痛

- **精神心理**
  - 破局的思考，恐怖回避，抑うつ，不安，不満，怒り
  - 孤独感，喪失感，価値観，過度な期待，依存

- **環境**
  - 家庭，職場，仕事の状況，医療とのかかわり

- **医療**
  - 治療に対する過度な期待，医療への不信感
  - 不適切な治療経験，不適切な説明，過度な検査や治療，心理的評価や対応の欠如

　線維筋痛症，慢性会陰部痛，舌痛症などの機能性疼痛においても一般に諸検査で異常は見つからない．

　このような病態においては，破局的思考，恐怖回避，抑うつ，不安，不満感，孤独感，価値観，依存心などが関与することがある．

　前述した家庭，職場，仕事の状況，医療とのかかわりなどを入念に評価したうえで，対応方法を検討することが重要である．

　診療の対象を，症状の軽減よりむしろ日常生活機能におき，薬物治療や注射による治療に偏らずむしろ，効果に比較的高いエビデンスのあるストレッチ，有酸素運動，認知行動療法，補完代替医療など，セルフケアを中心とした治療を実施することが望ましい．現在これらの治療は普及していないが，広く実施できるような医療制度上の環境整備が今後必要である．

12 ▶ 治療に抵抗する慢性痛を予防する対策 ── 一般論

- 痛みの原因となった病気や怪我だけを診るのではなく，痛みを訴えている人を診る
- 医学的所見と症状の乖離に注意し早期に発見する
- 痛みの自己責任とセルフケアの考え方を治療計画に早期から導入し実践する
- 痛みの正しい知識を社会に普及させる

前述した治療に抵抗する慢性痛を予防する対策として，
- 痛みの原因となった病気や怪我だけを診るのではなく，痛みを訴えている人間を診ること
- 医学的所見と症状の乖離に注意し，早期に発見すること
- 痛みの自己責任とセルフケアの考え方を治療計画に早期から導入し実践すること
- 痛みの正しい知識を社会に普及させること

などが重要である．
　慢性痛の患者にとって，これらの治療は必ずしも「受けたい治療」ではない．多くの患者は受身の治療を好む．我が国の医療制度では，患者が受けたい医療機関を自由に選ぶことが可能であるため，長期的には望ましくない治療を提供する医療機関を選択して継続受診することを止めることはできない．

2. 治療に難渋する慢性痛患者とは

13 治療に抵抗する慢性痛を予防する対策 ― 具体案

- 過去に受けた治療の内容と効果を確認
- 環境要因の確認
- 精神科疾患の合併，認知機能を診る
- 手術する場合，適応を厳格に判断し，期待できる効果と危険性について 十分に説明する，その理解を確認する
- 安易に薬，注射，神経ブロックなどで解決しようとしない
- 「動くこと」の重要性を教育，主体性を重視したリハの早期導入

治療に抵抗する慢性痛を予防する具体案としては，
- 過去に受けた治療の内容と効果を確認する
- 環境要因を評価する
- 精神科疾患の合併や認知機能を評価する
- 手術する場合，適応を厳格に判断し，期待できる効果と危険性について十分に 説明し，患者がどの程度理解しているかを確認する
- 安易に薬，注射，神経ブロックなどにて解決しようとしない

「動くこと」の重要性を教育し，主体性を重視したリハビリを早期に導入する ことなどが重要である．

〈柴田政彦　安達友紀〉

3 ● 慢性痛では痛み以外の評価が重要

1　痛みの主観的評価

図1　視覚的評価スケール：Visual Analogue Scale（VAS）

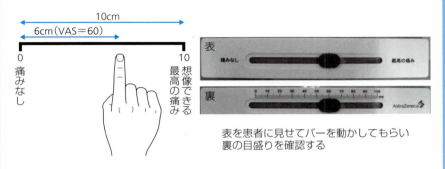

（日本ペインクリニック学会ホームページ：痛みの評価法より引用）

図2　数値評価スケール：Numerical Rating Scale（NRS）

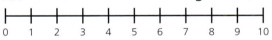

　痛みは主観的な感覚であるので，客観的にその痛みの評価を行うことは非常に難しい．そのため多くの痛みの評価は主観的な評価法に加え，様々な多元的な痛みの評価法がある．
　まず，われわれが一般的に用いる主観的な評価法について述べる．
　痛みの主観的評価法には，視覚的評価スケール Visual Analogue Scale（VAS）（図1），数値評価スケール Numerical Rating Scale（NRS）（図2），言語式評価スケール Verbal Rating Scale（VRS），表情評価スケール Face Rating Scale（FRS）などがある．

3. 慢性痛では痛み以外の評価が重要

　視覚的評価スケール Visual Analogue Scale（VAS）は，100mm の水平な直線上に痛みのない状態を 0mm，想像しうる最も強い痛みを 100mm として，患者に痛みを伝えるのに適した目盛り上の部位を選ばせ，その部位に対応した数値を測定する．

　数値評価スケール Numerical Rating Scale（NRS）は，0 から 10 までの 11 段階の数字を用いて，患者自身に痛みのレベルを数字で示してもらう方法である．

　言語式評価スケール Verbal Rating Scale（VRS）は，数段階の痛みの強さを表す言葉を記載し，患者に選択させるものである．

　表情評価スケール Face Rating Scale（FRS）は，顔の表情で痛みの強さを段階的に示し，該当する表情を選ばせて数値化するものである．代表的なものに Wong-Baker Face Scale がある．

2 慢性痛患者で重要な治療目標設定

● 簡易疼痛評価

BPI（Brief Pain Inventory）

Cleeland CS, et al. Ann Acad Med Singapore. 1994; 23: 129-38.

● 疼痛生活障害評価尺度（ADL 評価）

PDAS（Pain Disability Assessment Scale）

有村達之, 他. 行動療法研究. 1997; 23: 7-15.

● 痛みに対する破局的思考の程度

PCS（Pain Catastrophizing Scale）

Sullivan MJ, et al. Psychol Assess. 1995; 7: 524-32.

● 不安・抑うつ評価

HADS（Hospital Anxiety and Depression Scale）

Zigmond AS, et al. Acta Psychiatr Scand. 1983; 67: 361-70.

（厚生労働省慢性の痛み対策研究班『痛みセンター連絡協議会』2012 より一部改変）

　多元的な痛みの評価法として，簡易疼痛評価 BPI（Brief Pain Inventory），McGill 痛みの質問票 McGill Pain Questionnaire（MPQ），簡易型 McGill 痛みの質問票 Sort-Form McGill Pain Questionnaire（SF-MPQ），さらにその改良版として SF-MPQ-2 がある.

　慢性痛患者は，痛みそのものの完全な除痛は難しいことが多く，痛みがある中でそれなりに日常生活が送れるようになることが治療目標となる. そのため痛み強度の評価に加えて，生活障害の評価も重要である. 痛みによる活動性の評価として，簡易疼痛評価　BPI（Brief Pain Inventory），疼痛生活障害評価尺度 PDAS（Pain Disability Assessment Scale），Roland Morris Disability Questionnaire（RDQ）などがある. RDQ は腰痛に特化しており，腰痛によって日常生活が障害される程度を評価するもので，簡便であるが個人の変化をとらえるには測定誤差が大きい.

3. 慢性痛では痛み以外の評価が重要

　生活障害を評価する質問票は欧米で開発されたものが多く，その中で日本語に翻訳されその正当性・妥当性が認められているものとして簡易疼痛評価 BPI（Brief Pain Inventory）がある．また，日本で開発された疼痛生活障害評価尺度 PDAS（Pain Disability Assessment Scale）は BPI よりもさらに詳細に生活障害の評価ができるものである．その他，痛みに対する破局的思考の程度を評価する質問票である PCS（Pain Catastrophizing Scale）や不安・抑うつを評価するものとして，HADS（Hospital Anxiety and Depression Scale）などがある．さらに，包括的な健康関連 QOL 尺度として EQ-5D，SF36 などがある．

3 簡易疼痛評価
BPI (Brief Pain Inventory)

簡易疼痛調査用紙　縮小版

1) だれでも一生のうちには，軽い頭痛，ねんざ，歯痛などの痛みを経験することがありますが，今このような日常的な痛みとは違う痛みがありますか？

　　　　　1．はい　　　　　2．いいえ

2) 下の身体図に，あなたの痛みの範囲を斜線で示し，最も痛むところに×をつけてください。

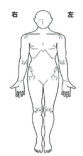 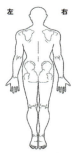

3) この 24 時間にあなたが感じた最も強い痛みはどの位でしたか？最も近い数字を○で囲んで下さい。

　　0　　1　　2　　3　　4　　5　　6　　7　　8　　9　　10
　痛くない　　　　　　　　　　　　　　　　　　　　　　これ以上の痛みは考えられない

4) この 24 時間にあなたが感じた最も弱い痛みはどの位でしたか？最も近い数字を○で囲んで下さい。

　　0　　1　　2　　3　　4　　5　　6　　7　　8　　9　　10
　痛くない　　　　　　　　　　　　　　　　　　　　　　これ以上の痛みは考えられない

5) あなたが感じた痛みは平均するとどの位でしたか？最も近い数字を○で囲んで下さい。

　　0　　1　　2　　3　　4　　5　　6　　7　　8　　9　　10
　痛くない　　　　　　　　　　　　　　　　　　　　　　これ以上の痛みは考えられない

6) あなたが今感じている痛みはどの位ですか？最も近い数字を○で囲んで下さい。

　　0　　1　　2　　3　　4　　5　　6　　7　　8　　9　　10
　痛くない　　　　　　　　　　　　　　　　　　　　　　これ以上の痛みは考えられない

　簡易疼痛評価 BPI（Brief Pain Inventory）は，本来，癌性痛の評価のために開発された質問票であるが，他の疾患に関しても使用されるようになった．各国の言語へ翻訳され，日本語版もその有用性と妥当性が認められている．

　痛みの強さを評価する痛み強度尺度と痛みによる生活障害尺度の 2 つの下位尺度から構成され，0-10 の 11 段階で評価される．痛み強度尺度は，今ある痛みの程度だけでなく，痛みの変動も評価することができる．生活障害尺度は，全般的な活動

3. 慢性痛では痛み以外の評価が重要

7) あなたは、痛みをとるためにどのような治療や投薬を受けていますか？

_____

_____

_____

8) この 24 時間に、その治療や投薬はどのくらい痛みを軽減させましたか？
最も近いと思われる数字(%)を一つ〇で囲んでください。

0%	10%	20%	30%	40%	50%	60%	70%	80%	90%	100%
少しも 軽減しなかった										完全に 和らいだ

9) この 24 時間のうちで、痛みがどれほどあなたの生活に支障となりましたか？
適切な数字を一つ〇で囲んでください。

A. 日常生活の全般的活動

0	1	2	3	4	5	6	7	8	9	10
支障なし										完全な支障となった

B. 気分・情緒

0	1	2	3	4	5	6	7	8	9	10
支障なし										完全な支障となった

C. 歩行能力

0	1	2	3	4	5	6	7	8	9	10
支障なし										完全な支障となった

D. 通常の仕事(家庭外および家庭内での仕事をふくむ)

0	1	2	3	4	5	6	7	8	9	10
支障なし										完全な支障となった

E. 対人関係

0	1	2	3	4	5	6	7	8	9	10
支障なし										完全な支障となった

F. 睡眠

0	1	2	3	4	5	6	7	8	9	10
支障なし										完全な支障となった

G. 生活を楽しむこと

0	1	2	3	4	5	6	7	8	9	10
支障なし										完全な支障となった

性，気分，歩行能力，仕事や家事，人間関係，睡眠，生活を楽しむことの項目からなり，それらが痛みによってどのように妨げられているかを評価するものになっている．そのため，BPI は痛みによって障害される生活領域を全般的にとらえることができるが，具体的にどのような行動で支障が生じているかはわかりにくいという短所がある．

4 疼痛生活障害評価尺度（ADL 評価）
PDAS（Pain Disability Assessment Scale）

0: 全く困難（苦痛）はない	2: かなりの困難（苦痛）を感じる
1: 少し困難を感じる	3: 苦痛が強くて，私には行えない

1. 掃除機かけ，庭仕事など家の中の雑用をする	0	1	2	3
2. ゆっくり走る	0	1	2	3
3. 腰を曲げて床のものを拾う	0	1	2	3
4. 買い物に行く	0	1	2	3
5. 階段を登る，降りる	0	1	2	3
6. 友人を訪れる	0	1	2	3
7. バスや電車に乗る	0	1	2	3
8. レストランや喫茶店に行く	0	1	2	3
9. 重いものをもって運ぶ	0	1	2	3
10. 料理を作る，食器洗いをする	0	1	2	3
11. 腰を曲げたり伸ばしたりする	0	1	2	3
12. 手を伸ばして棚の上から重いもの（砂糖袋など）を取る	0	1	2	3
13. 体を洗ったり，拭いたりする	0	1	2	3
14. 便座に座る，便座から立ち上がる	0	1	2	3
15. ベッド（床）に入る，ベッド（床）から起き上がる	0	1	2	3
16. 車のドアを開けたり，閉めたりする	0	1	2	3
17. じっと立っている	0	1	2	3
18. 平らな地面の上を歩く	0	1	2	3
19. 趣味の活動を行う	0	1	2	3
20. 洗髪する	0	1	2	3
小計				
合計	（		）／ 60	

（有村達之, 他. 行動療法研究. 1997; 23: 7-15[1] より）

疼痛生活障害評価尺度 PDAS（Pain Disability Assessment Scale）は，痛みによる活動性を評価する質問票の一つで，慢性痛における生活障害（disability）の程度を評価するために有村ら[1]によって開発された自己式質問票である．その信頼性と妥当性は高いとされている．BPI は痛みによって障害される生活領域を全般的にとらえる質問票であるのに対し，PDAS は日常生活のなかで，特に仕事や家事，歩行能力について具体的な質問で詳細に生活障害をとらえることを目的とした質問票である．

PDAS は 20 項目の質問からなり，それぞれの項目を 0 点（全く困難はない），1点（少し困難を感じる），2点（かなり困難を感じる），3点（苦痛が強くて行えない）のいずれかで評価をし，その合計点を求める．質問の 20 項目は，腰を使う活動，日常生活活動，社会的活動の 3 つの下位尺度に分類される．

慢性痛患者で PDAS の合計点を調査したいくつかの報告によると，PDAS の平均値は 17.4 から 28.2 点であった[2]．質問票を開発した有村らは，慢性痛患者と健常者を PDAS の合計点数で比較しているが，PDAS の合計点が 10 点以上であれば慢性痛である可能性が高いとしている[1]．また，Hayashi ら[3]は慢性腰痛の患者を対象に集学的治療を行って，治療効果が良好な群と不良な群に分けて治療開始時の PDAS 合計点を比較しており，治療効果が不良な群は有意に PDAS 合計点が高いと報告している．

■ 文献

1) 有村達之, 小宮山博朗, 細井昌子. 疼痛生活障害評価尺度の開発. 行動療法研究. 1997; 23: 7-15.
2) 有村達之. 生活障害をきたす痛みと対策 疼痛生活障害評価尺度（PDAS）. 地域リハビリテーション. 2016; 11: 26-9.
3) Hayashi K, Arai YC, Ikemoto T, et al. Predictive factors for the outcome of multidisciplinary treatments in chronic low back pain at the first multidisciplinary pain center of Japan. J Phys Ther Sci. 2015; 27: 2901-5.

5 痛みに対する破局的思考の程度 PCS（Pain Catastrophizing Scale）

	反　芻	拡大視	無力感		全く当てはまらない	あまりあてはまらない	どちらともいえない	少しあてはまる	非常に当てはまる

		全く当てはまらない	あまりあてはまらない	どちらともいえない	少しあてはまる	非常に当てはまる
1.	痛みが消えるかどうか，ずっと気にしている	0	1	2	3	4
2.	もう何もできないと感じる	0	1	2	3	4
3.	痛みはひどく，決して良くならないと思う	0	1	2	3	4
4.	痛みは恐ろしく，痛みに圧倒されると思う	0	1	2	3	4
5.	これ以上耐えられないと感じる	0	1	2	3	4
6.	痛みがひどくなるのではないかと怖くなる	0	1	2	3	4
7.	他の痛みについて考える	0	1	2	3	4
8.	痛みが消えることを強く望んでいる	0	1	2	3	4
9.	痛みについて考えないようにすることはできないと思う	0	1	2	3	4
10.	どれほど痛むかということばかり考えてしまう	0	1	2	3	4
11.	痛みが止まって欲しいということばかり考えてしまう	0	1	2	3	4
12.	痛みを弱めるために私にできることは何もない	0	1	2	3	4
13.	何かひどいことが起きるのではないかと思う	0	1	2	3	4

小計

合計　（　　　　　）／ 52

（松岡紘史, 他. 心身医学. 2007; 47: 95-102[2) より）

　カタストロファイジング（Catastrophizing）とは，破局化，破局的思考とも言われ，痛みの経験を過度に否定的にとらえる傾向のことで，痛みを感じた際に，極端に恐ろしい結果になることを予測する感情的な考え方である．破局的思考の傾向が強いと痛みの強さは増強し，様々な障害が生じるといわれている．その評価の尺度としてよく用いられるのは，Pain Catastrophizing Scale（PCS）である．PCS は Sullivanら[1) によって開発され，その後松岡ら[2) によって日本語版が作成され，その信頼性

と妥当性が認められている．PCS は 13 項目で測定され，「反芻」「拡大視」「無力感」の 3 つの下位尺度からなる．「反芻」は痛みについて繰り返し考える傾向を反映しており，質問項目の 8 から 11 に該当する．「拡大視」は痛みの感覚の脅威性の評価を反映しており，質問項目の 6，7，13 に該当する．「無力感」は痛みに関する無力感の程度を反映しており，質問項目の 1 から 5 と 12 に該当する．

　各質問は，0（全くあてはまらない），1（あまりあてはまらない），2（どちらともいえない），3（少しあてはまる），4（非常にあてはまる）の 5 段階で評価され，その合計を集計してスコア化している．PCS スコアの基準値は存在しないが，スコアが高いほど破局的思考が強い．慢性痛患者の PCS スコアの平均値は，安達ら[3] は 39.37 点，Hayashiら[4] は 33.1 から 34.9 点と報告している．また，松岡ら[2] は PCS が痛みの重篤さや生活障害の程度を予想し，下位尺度のなかでは「反芻」が痛みの重篤さを，「無力感」が生活障害の程度を予測したと報告している．

■ 文献

1) Sullivan MJ, Bishop SR, Pivik J. The pain catastrophizing scale: Development and validation. Psychol Assess. 1995; 7: 524-32.
2) 松岡紘史, 坂野雄二. 痛みの認知面の評価 Pain Catastrophizing Scale 日本語版の作成と信頼性および妥当性の検討. 心身医学. 2007; 47: 95-102.
3) 安達友紀, 山田恵子, 西上智彦, 他. 痛みの自己効力感とその他の認知・感情的要因が慢性痛患者の健康関連 Quality of Life と生活障害度に及ぼす影響. 慢性疼痛. 2015; 34: 107-12.
4) Hayashi K, Arai YC, Ikemoto T, et al. Predictive factors for the outcome of multidisciplinary treatments in chronic low back pain at the first multidisciplinary pain center of Japan. J Phys Ther Sci. 2015; 27: 2901-5.

6 不安・抑うつ評価
HADS（Hospital Anxiety and Depression Scale）

不　安

＊緊張感を感じますか？
1. ほとんどいつもそう感じる
2. たいていそう感じる
3. 時々そう感じる
4. 全くそう感じない

＊まるで何かひどいことが今にも起こりそうな恐ろしい感じがしますか？
1. はっきりあって，程度もひどい
2. あるが程度はひどくない
3. わずかにあるが，気にならない
4. ほんの時々ある

＊くよくよした考えが心に浮かびますか？
1. ほとんどいつもある
2. たいていある
3. 時にあるが，しばしばではない
4. ほんの時々ある

のんびり腰かけて，そしてくつろぐことができますか？
1. できる
2. たいていできる
3. できないことがしばしばではない
4. 全くできない

胃が気持ち悪くなるような一種恐ろしい感じがしますか？
1. 全くない
2. 時々感じる
3. かなりしばしば感じる
4. たいへんしばしば感じる

抑うつ

以前楽しんでいたことを今でも楽しめますか？
1. 以前と全く同じ位楽しめる
2. 以前より楽しめない
3. すこししか楽しめない
4. 全く楽しめない

笑えますか？　いろいろなことのおかしい面が理解できますか？
1. 以前と同じように笑える
2. 以前と全く同じようには笑えない
3. 明らかに以前ほどには笑えない
4. 全く笑えない

＊機嫌が良いですか？
1. 全くそうではない
2. しばしばそうではない
3. 時々そうだ
4. ほとんどいつもそうだ

＊まるで考えや反応がおそくなったように感じますか？
1. ほとんどいつもそう感じる
2. たいへんしばしばそう感じる
3. 時々そう感じる
4. 全くそう感じない

＊自分の身なりに興味を失いましたか？
1. 明らかにそうだ
2. 自分の身なりに充分な注意を払っていない
3. 自分の身なりに充分な注意を払っていないかもしれない
4. 自分の身なりに充分な注意を払っている

3. 慢性痛では痛み以外の評価が重要

＊まるで終始動きまわっていなければなら
ないほど落ちつきがないですか？
　　1.　非常にそうだ
　　2.　かなりそうだ
　　3.　余りそうではない
　　4.　全くそうではない

＊急に不安に襲われますか？
　　1.　大変しばしばそうだ
　　2.　かなりしばしばそうだ
　　3.　しばしばではない
　　4.　全くそうではない

これからのことが楽しみにできますか？
　　1.　以前と同じ程度にそうだ
　　2.　その程度は以前よりやや劣る
　　3.　その程度は明らかに以前より劣る
　　4.　ほとんど楽しみにできない

良い本やラジオやテレビの番組を楽しめ
ますか？
　　1.　しばしばそうだ
　　2.　時々そうだ
　　3.　しばしばではない
　　4.　ごくたまにしかない

(Zigmond AS, et al. Acta Psychiatr Scand. 1983; 67: 361-70[1] より)

　HADS (Hospital Anxiety and Depression Scale) は，Zigmond[1] らが開発した不安と抑うつを評価する質問票である．従来のうつ病評価尺度は，精神症状のみを有し身体的に健康である患者を対象に開発されたものであるのに対し，HADS は身体症状を有している患者用に作成されている．そのため従来のうつ病評価尺度は，不眠，食欲減退，体重減少などといった項目が含まれるため，慢性痛患者においては抑うつや不安が高く評価されることになる．HADS は，患者のもつ様々な身体症状の影響を受けずに不安や抑うつを評価できるのが特徴である．さらに，HADS の質問項目は機能障害や身体症状に関する質問がないため，簡単に記入することができ，また評価も簡単である．

　HADS は，14 項目の質問票からなり，「不安」と「抑うつ」の 2 つの下位尺度がある．

　不安と抑うつはそれぞれ 7 項目あり，各項目は 0 から 3 点で採点され，不安，抑うつに分けてそれぞれの得点の合計点を算出する．各項目は，1 → 0，2 → 1，3 → 2，4 → 3 と採点するが，質問の中で＊のついた項目は，逆転項目で 1 → 3，2 → 2，3 → 1，4 → 0 と採点する．得点が高いほど抑うつまたは不安が強いことを示す．得点のカットオフ値は 11 点とされ，0 から 7 点を不安／抑うつなし，8 から 10 点を疑い，11 点以上を不安／抑うつありと評価する．

■ 文献

　1）Zigmond AS, Snaith RP. The hospital anxiety and depression scale. Acta Psychiatr Scand. 1983; 67: 361-70.

7 症例：47歳男性

現病歴

① X-15年（32歳時）
交通事故にあい腰痛発症，A医院で，今後腰痛が出やすいと言われた．
職学歴：W大学卒業，大手企業本社で働き将来を属望されていた．
この頃はあまり腰痛を気にしていない．

単純X線：軽度変形性腰椎症

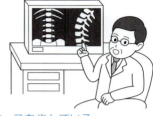

② X-1年（46歳時）
子会社勤務となる．同期入社の友人は本社で出世コースを歩んでいる．
腰痛の増強と右下肢全体の痛み（神経根症状は同定できない）を自覚．
Bペインクリニックで1/1～2週間のペースで，ブロック注射を実施していたが，
腰痛の改善は乏しいため，C総合病院整形外科受診．
MRI：ごく軽度のL4/5椎間板の正中突出と脊柱管狭窄
間歇性跛行：100mの歩行でしゃがみこむ．
医療用麻薬の処方⇒増量しても効果なく，呂律が回らなくなり中止．
同院にて，手術治療について話し合いがなされる．

ここでは，痛み以外の評価が重要であった症例を提示する．

3. 慢性痛では痛み以外の評価が重要

8 症例：47歳男性（つづき）

現病歴
③ X年1月XX日
C総合病院整形外科にて手術治療を実施した．
手術方法：L4/5 腰椎固定術（PLF：Posterio-Lateral Fusion）

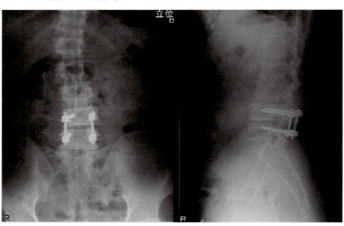

④ X年5月XX日
3月より仕事復帰．仕事復帰までは痛みは改善していたが，仕事を再開するとやはり，腰痛・右下肢痛が再燃．休職となる．
悩みに悩み，当ペインクリニック受診した．

　このような症例に，どのような痛みの評価や治療が必要であろうか？　以下のようなポイントがあげられる．
　①鎮痛を目的とした様々な治療が施されている．
　②再手術をしたとしても，痛みが改善される可能性は低い．
　③これまでの，診療体系では「患者の痛み」を説明できない．
　④痛み以外の視点（治療目標）の設定が重要となる．

9 そこでわれわれは…

患者の痛みを包括的に評価
- 臨床心理士：仕事・家庭などの状況を把握．心理テストの施行
- 理学療法士：痛みがあっても動いて問題がないこと，体を動かすことで痛みが軽減することを体験させる
- 医師：定期的な診察（面談）

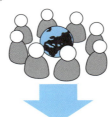

カンファレンスによる治療目標の共有

　あらゆる治療に抵抗する慢性痛を診る際には，痛み以外の視点（治療目標）の評価が重要となってくる．そこで，今まで説明したような質問票を用いると，以下のような評価が行える．
- 痛みを診つつ日常生活全般を評価 ⇒ BPI
- 日常生活障害度の評価 ⇒ PDAS
- 痛みへのとらわれの評価 ⇒ PCS
- 不安や抑うつなど精神状態の評価 ⇒ HADS

質問紙は簡易であり，スコア化されるので評価をしやすい利点がある．これらの質問票を判断材料として，定期的な診察を繰り返して痛みのアプローチを行っていくことになる．

　患者の痛みを包括的に評価するためには，質問票だけでは限界があるため，診察時の患者の対応（受け答えの内容や態度）を分析する必要がある．さらに，医師以外のコメディカル（臨床心理士・理学／作業療法士・看護師など）による評価や介入が重要となってくる．痛み治療にかかわるスタッフがチームとなり，定期的なカンファランスを行い，チームで痛みの評価をして治療目標を共有することが望ましい．それぞれのスタッフの立場で痛みを評価することは，慢性痛治療のアプローチを考えるうえで非常に有用である．

3. 慢性痛では痛み以外の評価が重要

 まとめ

- 慢性痛患者は「痛いから……できない」と思い込んでいる
  「痛みさえなければ……」と

  痛み以外の視点（治療目標）を見つけることが重要

　慢性痛を診る際には，痛み以外の視点を見つけることが重要である．その評価の一助として，さまざまな質問票の活用が有用である．

〈石川理恵　井関雅子〉

4 ● 家族にも目を向けよう

1　家族関係の重要さ

- 痛みには生物的因子，心理的因子，社会的因子が複雑に相互に関与している
- 家族はもっとも身近な社会的関係である
  - 家族関係が痛みに影響するし，逆に痛みも家族関係に影響する，相互作用がある
  - その割に，日本では見逃されやすい
- 痛み治療に難渋したら，治療の視点を変えてみるとよい

　慢性痛の治療に家族関係はきわめて重要である．それは，「痛みの生物心理社会的モデル」から見ると，痛みは生物的因子，心理的因子，社会的因子が複雑に相互に関与して起こっていると考えられるからである．その中で家族は患者にとって最も身近な社会的関係であり，家族関係が痛みの治癒や遷延に影響するだけでなく，逆に痛みが家族関係に大きな影響を与える（看護関係，収入，役割分担など）ことが多いからである．すなわち，痛みと家族関係は，他の社会的因子と同様に，相互作用がある．

　しかし，その一方で，特に日本では家族関係の影響は見逃されやすい．欧米の痛みセンターでは，少なくとも初診時には家族や親友など（いわゆる重要な他者 significant others）とともに受診することが必須になっていることがほとんどであるし，また治療の一環として重要な他者を対象とする教育や心理のセッションがあることも多い．一方日本では家族をともなって来院する患者は決して多くはない．

　家族関係を考慮に入れるのは，特に治療に難渋した際に，視点を変えるという意味でも有効な場合がある．

　この章では具体的な症例をあげつつ解説する．

4. 家族にも目を向けよう

2 症例 1：50 代女性　15Xcm, 50kg 強

主訴
左鎖骨部・胸部・上肢痛

（痛みのためではないが）夜よく眠れない，不安，体調不良

現病歴
X-1 年 2 月：左背部・肩甲部急性帯状疱疹

　　　　　　　近医皮膚科で加療，痛みはほぼ消失

X-1 年 7 月：左鎖骨部・胸部・上肢痛が出現，徐々に悪化したため，近医
　　　　　　　整形外科・皮膚科受診で軽快せず

　　　　　　　総合病院整形・皮膚・内科・精神科・診療内科受診で異常なし

症例 1：中肉中背の 50 代の女性

主訴：左鎖骨部・胸部，および上肢痛

　　　（痛みのためではないが）夜よく眠れない，不安，体調不良

現病歴：1 年半ほど前に左背部・肩甲部に急性帯状疱疹．近医皮膚科で抗ウイルス
薬と非ステロイド性抗炎症薬によって加療され，痛みはほぼ消失した．しかし，
1 年ほど前から主訴の左鎖骨部・胸部・上肢痛が出現，徐々に悪化したため，近
医整形外科・皮膚科など受診し治療を受けたが軽快しなかった．総合病院の整形
外科・皮膚科・内科・精神科・心療内科を受診して精査を受けたが異常はないと
いわれた．

3 症例 1（つづき）

既往歴
特記すべきことなし

社会歴
長男の嫁，93 歳の義父（認知），94 歳の義母と同居
着物のリサイクル業の自営

初診時
特に神経所見なし，左前胸部に筋性のトリガーポイント

処方（1 日量）
ブロマゼパム 1mg，ミルタザピン 15mg，プレガバリン 50mg

既往歴：特記すべきことなし

社会歴：長男の嫁であり，認知症でほぼ寝たきりの 93 歳の義父，94 歳の義母（健康に問題はない）と同居している．インターネットなどを用いた着物のリサイクル業で自分自身も働いている．配偶者は会社員．
初診時の診察では，特に神経所見はなく，帯状疱疹後神経痛とは考えられなかった．左前胸部に筋性のトリガーポイントがあり，痛みの一部は筋筋膜性疼痛と考えられた．

処方（1 日量）：ブロマゼパム 1mg，ミルタザピン 15mg，プレガバリン 50mg．すべて睡眠改善のため就寝前に服用していたが，効果は感じられなかった．

4. 家族にも目を向けよう

 何が一番お困りですか？

患者「痛み以外のことでもかまいませんか？」

⬇

- 義父は認知症で，誤嚥性肺炎などを繰り返し，ここ数年施設と病院を行ったり来たりしている
- 義父には昔からいじめられていた
- はっきり言って，義父がいなくなったら，「すっきりする」と思う

　「何が一番お困りですか？」という質問をしたところ，「痛み以外のことでもかまいませんか？」と言われたので，「もちろんです」と応えたところ，一気に以下のようなことを話し出した．

　義父は認知症で，誤嚥性肺炎などを繰り返し，ここ数年施設と病院を行ったり来たりしている．自分は長男の嫁ということで，義父の面倒を一人で見ており，家にいる時だけでなく，病院の付添もしている．夫の兄弟姉妹や義妹たちが手伝ってくれることはほとんどない．義父には嫁に来た時からずっといじめられていて，なんで私がこの人の面倒を見なければならないのか，と憤懣やるかたない．

　はっきり言って，義父がいなくなったら，「すっきりする」と思う．

5 治療方針

「共感的理解」
　　長男の嫁は大変ですよね.
　　いなくなって欲しいと思う気持ちもわかります.

リクラゼーション
　　ストレッチング指導, 自律訓練法指導

薬物療法
　　ラメルテオン, 他の薬剤は漸減・中止

　　心理的アプローチとして, 長男の嫁の立場の大変さ, 長男の嫁だからすべて引き受けなければならないという理不尽さ, に共感的理解を示すとともに, 頑張ってよくやっていること, そして義父に対してネガティブな感情を持つことに対して罪悪感を抱く必要性はないことを話し合った. また, 義父の健康状態から見て, 今の状態が今後も何年間も続くとは (もちろん断定はできないが) 医学的には思いにくい, ということを伝えた.

　　ストレスを緩和する方法として, ストレッチングの指導と, 臨床心理士による自律訓練法の指導を始めた.

　　患者自身が現在服用中の薬剤に効果を感じず, 服用の継続に疑問を感じていたので, 漸減・中止し, プラセボ効果 (今まで使ったことがない薬という) も期待して, 習慣性などの副作用の少ない睡眠導入薬の処方を開始した.

4. 家族にも目を向けよう

6 治療経過

4 週間後（再診時）
「義父がなくなりました！先生の言った通り，心身共に楽になりました！」
不眠解消，体調良好に
その後も，運動療法，自律訓練法を継続

3 か月後には，ほぼ痛みがなくなったので，終診

　1 か月後の再診時に，診察室に入ってくるなり，患者は満面の笑みを浮かべ，弾んだ声で「義父がなくなりました！先生の言った通り，心身共に楽になりました！」と報告した．不眠は解消し，痛みもほとんどなくなり，いろいろと不調を感じていた体調も良好になったという．ただし，ストレスマネージメント法を知っておくことは今後も役に立つだろうということで運動療法，自律訓練法を継続した．葬儀や納骨などのストレス要因になりえるイベントが終わった 3 か月後には，ほぼ痛みがなくなったので，終診とした．

　この症例ではストレス要因だった家族関係が（偶然に）消失したため，劇的な寛解を得ることができた．しかし，家族関係のしがらみにとらわれてどうにも身動きが取れず，積極的な解決法もなく，長期間ストレスにさいなまれ痛みを訴え続ける患者もいる．また，半年以上患者と解決策を模索し続け，ようやく患者が決断し，その結果ストレスから解放されて劇的によくなる場合もある．

7 症例2：30代女性　16Xcm, 50kg弱

主訴
生理時の痛み．7～10日/月は食事以外はほぼ寝ているようなひどい下腹部痛．下半身全体がしびれたようになる．薬もほとんど効かない．

現病歴
20歳位から，月経時のひどい腹部・腰背部痛
27歳位から症状悪化．痛みで，救急外来を頻繁に受診（救急車搬送もある）
28歳時に婦人科受診．子宮腺筋症の診断で各種治療を受けたが，軽快せず

症例2：やや細めの30代の女性

主訴：生理時に起こる痛みで，7～10日/月は食事以外はほぼ寝ているようなひどい下腹部痛に悩まされている．下半身全体がしびれたようになり，いろいろな薬を試してみたがほとんど効かない．

現病歴：20歳位から，月経時のひどい腹部・腰背部痛が始まった．27歳位から症状が悪化し，救急外来を痛みのために頻繁に受診するようになった．あまりに痛くて救急車で搬送されたこともある．精査されたが特に問題はなく，28歳時に婦人科受診し，子宮腺筋症と診断された．その後，複数の大学病院を含む婦人科専門医で各種治療を受けたが，軽快しなかった．

4. 家族にも目を向けよう

8 ▶ 症例2（つづき）

既往歴
特になし

社会歴
公務員（子宮線筋症の診断で6か月休職中）

1年半前（27歳）に結婚．配偶者の親の所有するマンションに同居．都心で高速のそばで落ち着かない．実家（田舎）に帰ると症状は劇的に軽くなる．

診察所見（生理時ではない）
神経所見を含む所見は特になし

心配そうな気配りの行き届く配偶者が同伴していた．

　既往歴は特にない．

　地方公務員として勤務しているが，当科初診時は子宮線筋症の診断で6か月間休職していた．1年半前に2年付き合った職場の同年代の同僚と結婚．配偶者の親の所有する都内のマンションに同居している．マンションは高速道路のそばで騒音や振動が気になって落ち着かない．関東の実家（のんびりとした田舎）に帰ると症状は劇的に軽くなる．

　診察所見上，特に著明な異常はなかった．わざわざ仕事を休んで，気配りのゆきとどく丁寧なしぐさの配偶者が心配そうに付き添っていた．

9 ▶ 治療方針

診断
家庭内の葛藤？（嫁-姑関係？）

治療方針（暫定的）
リラクゼーション（ストレッチング）指導，心理的評価？？

再診時，患者一人で来て…
「何が一番お困りですか」
結婚して以来，DV, neglect
今まで誰にも相談できなかった．

　暫定的な診断として，おそらくは家庭環境（嫁-姑問題など）に問題があると考え，ストレスへのとりあえずの対応策として心身のリラクゼーションを目的として，ストレッチングを指導した．また，早急に専門的な心理的評価が必要と思われた．

　1か月後の再診時に，"何が一番困っているか"と質問したが，「痛み以外のことでもいいのでしょうか？」と言われたので，「もちろんです」と応えたところ，ためらいがちに少しずつ以下のようなことを話した．

　今の配偶者とは結婚前から含めて4年以上付き合っているが，性的交渉が一度もない．手を握ってくれたことも数えるほどしかない．結婚前はそういう考え方の人なのかな，と思っていたが，結婚後も変わらなかった．結婚して同居し始めてから，何か気に入らないことがあると，自分に向かって暴言を吐き，物を投げつけることがしばしば起きるようになった．物は当たらないように患者のそばの壁に向かって投げつける．直接的に暴力を振るわれたことはない．今まで誰にも（実母にも）相談できず，途方に暮れていた．

4. 家族にも目を向けよう

10 ▶ 治療経過

一通り話を聞いた後，直ちに MSW に連絡
MSW の助言を聞きながら，共感的理解を示しつつ患者に自立を促す．

3 か月目に別居
生理時に，ボルタレン SR ＋ PPI 処方

6 か月後
痛みに悩まされることはほとんどなくなった．
職場に復帰した．
離婚を考慮中

　一通り話を聞いた後，ドメスティック・バイオレンスのケースと判断し，直ちに医療ソーシャルワーカー（MSW）に連絡を取った．そして，MSW の助言を聞きながら，共感的理解を示しつつ患者に配偶者からの自立を促した．

　3 か月目に別居したが，その後は，生理時の痛みは長時間作用性ジクロフェナクを 2〜3 日服用するだけで十分に対処できるようになった．6 か月後には痛みに悩まされることはほとんどなくなり，職場に復帰した．上司にも相談し，配偶者と顔を合わさなくてもよい職場に移してもらった．その後，専門家に依頼して離婚を検討している．

11 ▶ 症例 3：19 歳女性　15Xcm，50kg 半ば

主訴

頭痛，身体のしびれ，記憶力・集中力の低下

現病歴

15 歳：子宮頸がんワクチン接種

15 歳冬〜：意識消失発作が始まり，何回か救急搬送．「過呼吸」の診断

母親が話しかけても聞こえていない？「夢か現実かわからない」

- 脳外，内科などで精査も原因不明．メンタルクリニックで「精神的なもの」

症例 3：ややポッチャリした高校 3 年生の女性

主訴：頭痛，身体のしびれ，記憶力・集中力の低下

現病歴：15 歳に子宮頸がんワクチンを接種した（3 回注射された）．その年の冬から，意識消失発作が始まり，何回か救急搬送．救急外来では「過呼吸」の診断だった．母親が話しかけても聞こえていない様子で，患者自身は「夢か現実かわからない」感じがしたという．脳外，内科などで精査したものの原因不明．メンタルクリニックを受診したところ「精神的なもの」と言われ，特に治療はされなかった．

4. 家族にも目を向けよう

12 症例 3（つづき①）

18 歳冬
通学途中で意識消失→ A 病院救急搬送，精査で脳波異常．神経内科で「てんかん」の疑いで投薬開始．コントロール良好で 3 週間後退院．

19 歳春
定期試験などでストレス↑とともに，毎日数回の意識消失発作．再入院．
新たに失声・複視・手足のしびれ / ふるえなどの多彩な症状が出現．
てんかんの診断に疑い．
→ B 病院てんかんセンターに転院．72 時間ビデオ脳波検査で「発作時」も脳波に異常がない
→ B 病院精神科に転科．「解離性障害」の診断

社会歴
一人っ子．進学校の 3 年生．成績は比較的優秀．大学進学を予定．

その後も症状は徐々に悪化し，18 歳の冬には通学途中で意識消失を起こし，A 病院に救急搬送された．精査で脳波異常が見つかったため，神経内科で「てんかん」の疑いで入院して投薬を開始された．コントロール良好で 3 週間後に退院した．しかし，退院後すぐに定期試験などでストレスが酷くなるとともに，意識発作が毎日数回起こるようになり再入院した．入院中に，新たに失声・複視・手足のしびれ / ふるえなどの多彩な症状が出現したため，てんかんの診断に疑いがもたれ，B 病院のてんかんセンターに転院し，72 時間ビデオ脳波検査で「発作時」も脳波に異常がないことが確認され，てんかんの診断が否定的になった．その後，B 病院精神科に転科し「解離性障害」の診断を受けて治療を開始された．

社会歴：一人っ子で進学校の高校 3 年（出席日数不足で留年中）．成績は比較的優秀．大学進学を目指している．

13 症例 3（つづき②）

既往歴
特になし

初診時
ほぼ毎日起床時に頭痛がある．嘔気・腹痛・霧視を伴う．3日に1度は日常生活に支障をきたすほどひどい．
記憶ができない．住所・生年月日・電話番号の暗誦ができない．父母の名前はわからない．兄や友人の名前はわかる．食事をとったことを覚えていない．

所見
特になし
診察中（2時間ほど）も特に言動に問題なく，同席した母親とも普通に会話していた．

既往歴：特になし

初診時診察所見：特に異常は認められなかった．

ほぼ毎日起床時に頭痛がある．頭痛には嘔気・腹痛・霧視を伴う．3日に1度は日常生活に支障をきたすほどひどい．いろいろな新しいことの記憶ができない．住所・生年月日・電話番号の暗誦ができない．兄や友人の名前はわかるが父母の名前はわからない．食事をとったことを覚えていない，などと患者自身が話をしたが，診察中（2時間ほど）も特に言動に問題はみられず，同席した母親とも普通に会話していた．

4. 家族にも目を向けよう

14 治療方針

- ●診断：解離性障害，緊張性頭痛

- ●治療方針：認知行動療法的治療（対応）
  - 患者・家族へ十分な説明と質疑応答
  - 薬物療法は原則として行わない
  - これ以上の検査は原則として行わない
  - リラクゼーションの効果も期待し，簡単な運動療法を指導
  - 患者本人の希望を聞くとともに，**家族間の対話を促した**

　解離性障害，緊張性頭痛の診断で，認知行動療法的治療（対応）を治療の基本方針とした．すなわち，年齢も考慮して薬物療法は原則として行わず，これ以上の検査も原則として行わないこととした．そして，病態や治療方針について患者・家族へ十分な説明と質疑応答を行った．また，患者本人の希望を聞くとともに，家族間の対話を促した．それから，ほとんど不活動状態だったため，リラクゼーションの効果も期待し，理学療法士が簡単な運動療法を指導した．

15 治療経過

初診 1 か月後
- 日常生活に支障をきたすような頭痛は激減
- 意識消失発作はまだあるが，頻度は激減
- 親族（特に母親）との対話を促す

初診 2 か月後
- 意識消失発作はほとんどない
- 頭痛は軽くなり薬剤も使用していない
- 卒業可能→アメリカに語学留学予定

初診 3 か月後
正常状態に！

　診察から帰宅後から，両親と患者とで，患者の将来の希望についてを含む様々なことを話し合い始めた．

　1 か月後に再診した時には，日常生活に支障をきたすような頭痛は激減し，また，まだ意識消失発作は起こすが，頻度は激減し月 2 〜 3 回になったとのことだった．さらに 1 か月後に再診した際には意識消失発作は起こさなくなり（軽くボーっとすることが 1 〜 2 回あっただけ），頭痛は軽くなり頭痛薬も全く使用しなくなった．両親とともに高校側と交渉し，出席数不足を別のかたちで補って，卒業できることになった．また，もともと患者自身が意義を見出せていなかった大学受験はせずに，以前からなりたかった通訳を目指すため，アメリカへ留学することを決定した．

　初診から 3 か月後にはまったく正常に戻り，終診とした．

4. 家族にも目を向けよう

16 家族関係についてのポイント

- **質問票への回答を丹念に読み取る**
  - 同居家族の年齢，職業，健康状態，など

- **常識を働かせる**
  - 嫁-姑関係，「長男の嫁」，親と同居，など

- **質問を痛みに限定しないで尋ねると，色々なことが見えてくる**
  - 「何が一番お困りですか？」

- **対処法に困らないようにすることが重要**

　これらの症例が示すように家族関係の問題を探り，対処することによって，劇的な治療効果が得られる場合がある．しかし，家族関係の問題ほど探りにくいものはない．

　当科では，厚労省慢性の痛み対策研究班共通問診票（BPI，HADS，PCS，PDASなどを含む 10 ページ以上の質問票）とともに，当科独自の質問票（家族構成，職業，収入なども含む 10 ページ以上の質問票）を初診時までに患者当人に記入してきてもらっている．それらに記入された答えを丹念に読んでいくことで，家族関係の問題点が浮き上がってくる．また，常識的（社会慣習的）な考え方（嫁・姑関係，長男の嫁の立場，一人っ子への期待など）を巡らすことも重要である．さらに，患者への質問を痛みに限定しないこと（「何が一番お困りですか？」「お具合はいかがですか？」など）で，様々な情報を集めることができる．

　ただ，家族関係の問題を探り出せたとして，それに対して何らかの対処ができる体制を作っておく必要がある．100％対処できるようにすることはもちろん不可能だが，できるだけ，たとえば臨床心理士や MSW などの専門家にすぐにコンサルトできるようにしておくなど，は不可欠だろう．

〈北原雅樹〉

5 神経障害性疼痛とは

1 痛みの分類・病態

器質的疼痛

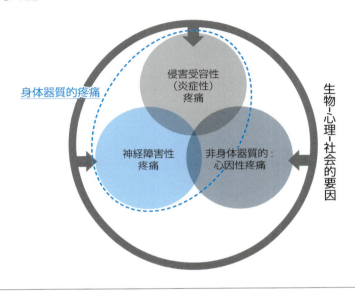

　侵害刺激が，末梢組織に分布する末梢神経終末に加えられた際に起こる神経興奮が末梢神経を経て脊髄から大脳へと伝達されて認知される痛みを侵害受容性疼痛と呼ぶ．炎症に伴って起こる疼痛（炎症性疼痛）も，炎症物質が神経終末を興奮させることによって起こる疼痛であるため，侵害受容性疼痛と考えられる．一方，侵害受容を伴わずに知覚される痛みは生体の防御系としての役割を持たず，病的疼痛と総称される．病的疼痛の代表例としては神経障害が原因で自発的に疼痛が起きる神経障害性疼痛と非身体器質的な心因性疼痛があげられる．

5. 神経障害性疼痛とは

2 神経障害性疼痛の診断

体性感覚神経系に対する病変や疾患によって生じる疼痛
国際疼痛学会（IASP）による神経障害性疼痛の診断アルゴリズム

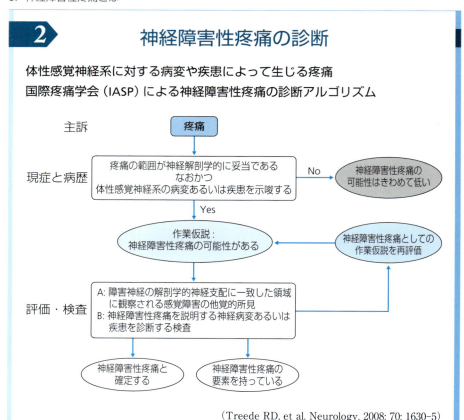

（Treede RD, et al. Neurology. 2008; 70: 1630-5）

　神経障害性疼痛は「体性感覚神経系の病変や疾患によって引き起こされる疼痛」と国際疼痛学会によって定義され，疼痛の訴えに対して疼痛範囲の神経解剖学的所見と体性感覚神経系への病変や神経疾患の有無について評価し，それらが認められればさらに感覚機能の客観的検査を行ったうえで神経障害性疼痛であるか否かを診断する．

3 　疼痛疾患の特徴

		神経障害性疼痛	侵害受容性 （炎症性）疼痛
陽性症状 / 徴候	神経障害部位の自発痛	あり	あり
	侵害温熱刺激に対する痛覚過敏	稀にある	頻度が高い
	冷刺激に対するアロディニア	頻度が高い	稀にある
	圧刺激に対する感覚閾値の増加と痛覚過敏	しばしばある	基本的にない
	体性感覚刺激の後に，その刺激感が続くこと	しばしばある	稀にある
	特徴的な自覚症状	発作痛，灼熱痛	ズキズキする痛み
	障害部位よりも広がる痛み	基本的にない	基本的にない
陰性症状 / 徴候	障害神経領域の感覚障害	あり	なし
	障害神経領域の運動障害	しばしばある	なし

神経病変・障害の評価は，陰性徴候と陽性徴候があり，様々な
体性感覚モダリティーで評価する

(Jensen TS. Eur J Pain. 2008; 2: S13-7)

　神経障害性疼痛の定義と診断は，侵害受容性疼痛との区別をより明確にし，神経障害性疼痛に応じた治療法（主に薬物療法）を選択するための参照とすることが目的である．しかし，患者の臨床症状と徴候を組み合わせて考えた場合には，神経障害性疼痛と侵害受容性疼痛の区別は必ずしも明確ではない．侵害受容性 / 炎症性疼痛でも疼痛の重症度や遷延化によって神経系の過敏性が発現し神経障害性疼痛に類似した痛みの訴えを呈することがある．したがって，臨床的にはこれらの病態は混在しうるものであることも併せて理解しておく必要がある．

5. 神経障害性疼痛とは

4 運動器疼痛疾患の 30 ～ 40%は神経障害性疼痛の要素を持っている

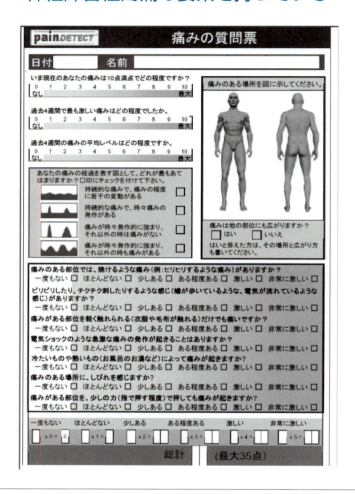

　臨床の現場でより簡便に神経障害性疼痛の可能性を考慮するためには，神経障害性疼痛スクリーニングツールを用いると便利である．このツールでは神経障害性疼痛患者がしばしば訴える疼痛の性質（＝疼痛専門医が神経障害性疼痛と診断した患者からしばしば聴取される疼痛の性質）が列挙されており，それらを点数化して神経障害性疼痛であるか否か，さらには疼痛の訴えに神経障害性の要素が含まれるか

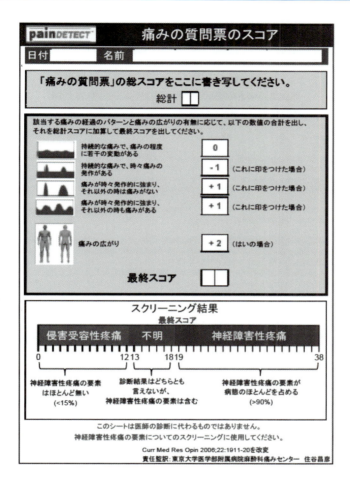

（Matsubayashi Y, et al. PLoS ONE. 2013; 8: e68013）

否かを評価（スクリーニング）できる．患者の訴える痛みを神経障害性疼痛か否か（言い換えると，体性感覚神経系の病変あるいは疾患が存在するか否か）の二者択一で判断するのは時として困難であるが，スクリーニングツールでは「可能性が高い」，「可能性がある」などの段階的評価が用いられているため，神経障害性疼痛（体性感覚神経系の病変・疾患）の要素を含む可能性を議論することは比較的容易であり，続く治療方針の決定に対する有用性が期待できる．

5. 神経障害性疼痛とは

5 神経障害性疼痛の重症度評価尺度
（神経障害性疼痛の発症機序の解明に繋がると期待されている）

神経障害性疼痛重症度評価ツール日本語版 （Neuropathic Pain Inventory）

日付：
名前：
性別：　男　　女
年齢：

あなたが感じている神経系の障害によって引き起こされる疼痛にはいくつかのタイプがあることが知られています。"自発痛"、すなわち疼痛刺激が無いにも関わらず起こる痛みを感じていて、そしてその痛みはずっと続いているか、あるいは発作的に痛みが起こっていると思います。さらに、痛みを感じている場所の皮膚表面をこすられたり押されたり、冷たいもので触られたりすると痛みが生じたり、自発痛が強くなる可能性があります。

この質問票は、あなたが感じている様々なタイプの疼痛に対して、あなたの主治医がより的確に評価し、より良い治療へと繋げることを目的としています。

あなたが感じている"自発痛"（刺激が無くても感じる痛みのこと）について教えてください。
以下の質問で、あなたが過去24時間に感じた"自発痛"の平均的な強さを最も的確に表す数字を選んでください（下記の数字のうち、一つだけ○で囲んでください）。
0は、下記の質問にあるような自発痛を感じていなかったことを意味します。

1. 焼け付くような自発痛がありますか？
（ない）0　1　2　3　4　5　6　7　8　9　10（想像しうる最も強い焼け付くような痛み）

2. 絞り上げられるような自発痛がありますか？
（ない）0　1　2　3　4　5　6　7　8　9　10（想像しうる最も強い絞り上げられるような痛み）

3. 圧迫されるような自発痛がありますか？
（ない）0　1　2　3　4　5　6　7　8　9　10（想像しうる最も強い圧迫されるような痛み）

4. 過去24時間のうち、どれくらいの時間"自発痛"がありましたか？
　　最も適切なものを下記のうちから一つ選んでください。
　　　　・12時間以上、持続的にあった　＿＿
　　　　・8〜12時間の間　　　　　　　　＿＿
　　　　・4〜7時間の間　　　　　　　　 ＿＿
　　　　・1〜3時間の間　　　　　　　　 ＿＿
　　　　・1時間以内　　　　　　　　　　＿＿

ここからの質問は、あなたが感じている"発作痛（発作的に起こる痛みのこと）"について教えてください。以下の質問で、あなたが過去24時間に感じた"発作痛"の平均的な強さを最も的確に表す数字を選んでください（下記の数字のうち、一つだけ○で囲んでください）。
0は、下記の質問にあるような発作痛を感じていなかったことを意味します。

Pain 2004; 108: 248-57 より和訳

5. 電気ショックのような発作痛がありますか？
(ない) 0 1 2 3 4 5 6 7 8 9 10 (想像しうる最も強い電気ショックのような痛み)

6. 刃物で刺されるような発作痛がありますか？
(ない) 0 1 2 3 4 5 6 7 8 9 10 (想像しうる最も強い刺されるような痛み)

7. 過去 24 時間のうち、どれくらいの回数、"発作痛" がありましたか？
　　最も適切なものを下記のうちから一つ選んでください。
　　　　・ 20 回以上　　　　　＿
　　　　・ 11〜20 回　　　　　＿
　　　　・ 6〜10 回　　　　　　＿
　　　　・ 1〜5 回　　　　　　＿
　　　　・ 0 回 (発作痛は無かった)　＿

ここからは、痛みを感じている皮膚表面をこすられたり押されたり、あるいは冷たいもので触れられたりすると痛みが起こったり、自発痛が強くなる "誘発痛" について質問します。以下の質問で、あなたが過去24時間に感じた "誘発痛" の平均的な強さを最も的確に表す数字を選んでください (下記の数字のうち、一つだけ〇で囲んでください)。
0 は、下記の質問にあるような誘発痛を感じていなかったことを意味します。

8. 痛みを感じている場所の皮膚をこすられると疼痛が起こったり、自発痛が強くなりますか？
(ない) 0 1 2 3 4 5 6 7 8 9 10 (想像しうる最も強い痛みが誘発される)

9. 痛みを感じている場所の皮膚を押されると疼痛が起こったり、自発痛が強くなりますか？
(ない) 0 1 2 3 4 5 6 7 8 9 10 (想像しうる最も強い痛みが誘発される)

10. 痛みを感じている場所を冷たいもので触れると疼痛が起こったり、自発痛が強くなりますか？
(ない) 0 1 2 3 4 5 6 7 8 9 10 (想像しうる最も強い痛みが誘発される)

ここからは、痛みを感じている場所に痛み以外の異常な感覚があるかについての質問です。以下の質問で、あなたが過去 24 時間に感じた異常感覚の平均的な強さを最も的確に表す数字を選んでください (下記の数字のうち、一つだけ〇で囲んでください)。
0 は、下記の質問にあるような異常感覚を感じていなかったことを意味します。

11. 針でチクチクとつつかれるような感覚はありますか？
(ない) 0 1 2 3 4 5 6 7 8 9 10 (想像しうる最も強いチクチクとした感覚)

12. ビリビリとした痺れたような感覚はありますか？
(ない) 0 1 2 3 4 5 6 7 8 9 10 (想像しうる最も強い痺れ感覚)

Pain 2004; 108: 248-57 より和訳

(Matsubayashi Y, et al. PLoS ONE. 2015; 10: e0143350)

　神経障害性疼痛の重症度評価には, Neuropathic pain symptom inventory (NPSI) 日本語版が便利である. NPSI では自発痛, 発作痛, 誘発痛, 痛み以外の異常感覚について調査し, また, それらを合計することに全体的評価も行える. NPSIを用いた臨床試験の報告は国際的に多く, 痛みの性質によって治療反応性が異なることも示されており, 神経障害性疼痛の機序解明にも繋がる可能性があるとして期待されている.

5. 神経障害性疼痛とは

6 臨床的価値の重み・考え方

NeP 診断アルゴリズムで，NeP と診断ないしは可能性あり
>> 神経障害性疼痛スクリーニングツールで陰性
※スクリーニングよりも診断のほうが厳密な評価である
例) 腰部脊柱管狭窄症による神経根症や馬尾症候群の NeP スクリーニング
ツールでの陽性率は決して高くない
→ しかし，神経根症は NeP である

神経障害性疼痛スクリーニングツールで陽性
> NeP 診断ガイドで，NeP は否定的
※ NeP はその存在を疑い，NeP に応じた治療薬でなければ治療効果が得られ
ない

神経障害性疼痛重症度評価の点数が高い（重症！）
> 神経障害性疼痛スクリーニングツールの点数が高い
※ NeP スクリーニングの点数は cut-off 値として利用し，基本的に重症度評
価としては用いない
（※重症度評価尺度としての妥当性は検証されていない）

　神経障害性疼痛スクリーニング質問票と重症度評価尺度の考え方には重大な誤解
があるので注意が必要である.
　診断において優先される基準は，診断ガイドによる神経障害性疼痛の有無の評価
であり，その結果がスクリーニングツールと解離する場合には診断ガイドの結果が
優先される.
　ただし，スクリーニングツールで神経障害性疼痛が陽性の場合には，診断ガイド
が陰性であっても，神経障害性疼痛に応じた薬物療法を検討することは臨床的に必
要であると考えられている.
　重症度については，重症度評価の点数で評価する. 神経障害性疼痛スクリーニン
グツールの点数と痛みの重症度（NRS や VAS など）が線形相関することは十分に
確認されておらず，スクリーニングツールは cut-off（神経障害性疼痛か否か）に用
いるべきである. ただし，スクリーニングツールの点数と薬物療法の治療反応性を
観察した報告もある.

7 神経障害性疼痛に対する薬物療法の有効性と副作用

※臨床的には副作用と忍容性を加味して，薬剤を選択する

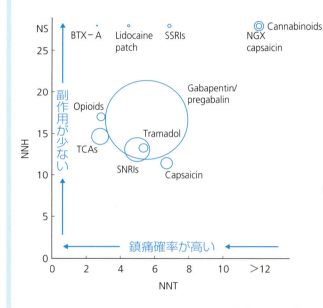

(Finnerup NB, et al. Pain. 2010; 150: 573-81)

　神経障害性疼痛薬物療法治療指針では，薬剤の鎮痛効果の強さと副作用およびその忍容性のバランスに基づいて選択優先順位が判断されている．鎮痛効果の強さは，複数のRCTに基づいて算出される number needed to treat（NNT）という「何人の患者を治療すれば1人の患者で50%以上の疼痛軽減が得られるか？」という確率論的な指標によって定量化されている．NNTは種々の薬剤の鎮痛効果を概観するためには有用な指標であるが，RCTのデザインが様々に異なること，ほとんどの臨床試験の調査期間が短期間であること，NNTの有効性の基準として50%の疼痛緩和が一般的に用いられているが30%の疼痛緩和でもQOLの改善が認められ患者にとって大きな意義を持つことから，NNTは絶対的に適切な指標とは言い難い．さらに，神経障害性疼痛患者のADL/QOL低下は著しく，薬剤によるADLやQOLへの効果も多面的に評価しなければならない．

5. 神経障害性疼痛とは

8 ▶ 神経障害性疼痛─薬物療法アルゴニズム

第一選択薬【複数の病態に対して有効性が確認されている薬剤】

◇Ca チャネルα2δリガンド
プレガバリン, ガバペンチン
◇セロトニン・ノルアドレナリン再取り込み阻害薬
デュロキセチン
◇三環系抗うつ薬(TCA)
アミトリプチリン, ノルトリプチリン, イミプラミン

第二選択薬【一つの病態に対して有効性が確認されている薬剤】

◇ワクシニアウイルス接種家兎抽出液含有製剤
◇トラマドール

> モルヒネ換算
> 120mg/ 日以下に !
> 日本ペインクリニック学会治療指針

第三選択薬

◇麻酔性鎮痛薬
フェンタニル, モルヒネ, オキシコドン,
ブプレノルフィン, など

(日本ペインクリニック学会. 神経障害性疼痛薬物療法ガイドライン. 改訂第 2 版. 2016)

　神経障害性疼痛に対する第一選択薬としては, 三環系抗うつ薬と Ca チャネル α2δリガンドであるプレガバリンとガバペンチン / 抗うつ薬 SNRI のデュロキセチンが推奨されている. 第二選択薬として, 1 種類の神経障害性疼痛疾患に鎮痛効果が示された薬剤が挙げられている. 第三選択薬にはオピオイド鎮痛薬があげられている. オピオイド鎮痛薬は複数の神経障害性疼痛疾患に対する鎮痛効果が示されているが, 副作用とのバランスから第一選択薬としては推奨されない. また, がん性疼痛と異なり, 神経障害性疼痛に対しては上限を経口モルヒネ換算 120mg/ 日に設定し, 疼痛増強時の頓用も原則として推奨されず定時使用を基本とする.

9 NeP の併存症

Co-morbidities of Neuropathic Pain

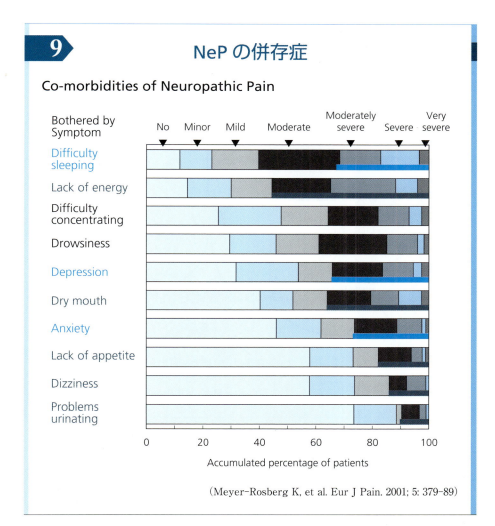

(Meyer-Rosberg K, et al. Eur J Pain. 2001; 5: 379-89)

　神経障害性疼痛を疾患として扱う場合には，身体所見の評価に加えて，慢性的に痛みが継続することによって現れる痛み以外の諸症状（不眠や倦怠感，抑うつ，不安など）にも注目しなければいけない．これらは治療評価の対象としても認識する．

5. 神経障害性疼痛とは

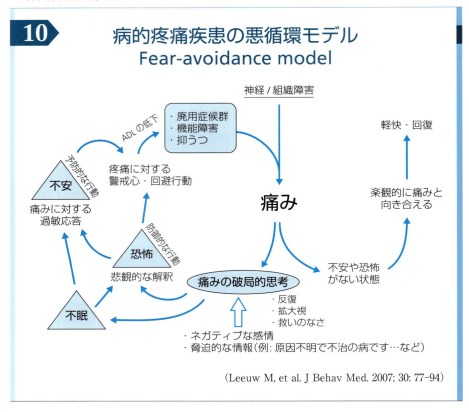

(Leeuw M, et al. J Behav Med. 2007; 30: 77-94)

　痛みの破局的思考は痛みへの過剰なとらわれと言い換えることができる．このような痛みに関する特徴的な思考パターンでは，痛みに関連した睡眠障害やそれに続く不安－恐怖が惹起，増強される．その結果，痛みが起きるような日常生活を避け過度に安静を保つようになり，廃用障害やQOLの低下，抑うつ傾向となり，これらが転じて疼痛認知がより強化されていく．我々はこれまでの神経障害性疼痛の診療経験を踏まえ，筋骨格系障害を前提として提唱されたfear-avoidance modelに不眠の要素を加え，神経障害性疼痛の認知をネガティブに修飾する要因がループ状に悪影響を与え合う「痛みの悪循環」モデルとして提案している．

11 認知行動療法
Cognitive Behavioral Therapy（CBT）

認知療法 Cognitive Therapy

＋

行動療法 Behavioral Therapy

Pain caused by medically-unknown origin(s)
- Chronic low back pain
- Whiplash injury　　　など

Specific pain conditions
- RA
- Cancer pain
- Neuropathic pain　　　など

　神経障害性疼痛に対しても，痛みの悪循環を改善することを目標とした認知行動療法の有効性が示されている．薬物療法とともに日常生活上の制限を解除し，一般的な日常生活動作を行うよう指導する必要がある．

〈住谷昌彦　坂田尚子〉

6 ● 慢性痛治療薬の使い方・考え方

1 慢性痛における治療薬の選択

非ステロイド性抗炎症薬 (NSAIDs)	アセトアミノフェン
プレガバリン	トラマドール
ブプレノルフィン	強オピオイド
α2 アドレナリンアゴニスト	抗うつ薬
筋弛緩薬	NMDA 受容体拮抗薬
抗不安薬	その他

　3か月以上続く痛みのことを慢性痛という．慢性痛の治療手段として薬物療法は非常に重要である．上記のように，使用される薬物は多岐にわたる．それぞれ作用機序が全く異なる薬剤である．医師と薬剤師以外の医療従事者は，薬物の話は苦手な人が多いかもしれない．しかし慢性痛と薬物療法は切り離すことができない．慢性痛に携わる医療従事者は，上記薬剤について，最低限どのような薬物かを説明できることが望ましい．もちろん，処方する医師，調剤する薬剤師は，作用機序，効果，副作用，薬物動態などに熟知しておく必要がある．慢性痛は服薬期間が長期になることが多いことから，患者に対する影響が大きいためである．それぞれの薬物についての説明は他書にゆずる．

2 ▶ 慢性痛の原因となりうる重要な病態： 神経障害性疼痛

体性感覚神経系に対する障害や疾患によって生じている痛み

- 帯状疱疹後神経痛
  - 水痘帯状疱疹ウイルスによる
- 糖尿病性ニューロパチー
  - 糖尿病による血流障害，代謝異常，神経再生障害による
- 腕神経叢引き抜き損傷
  - 牽引による神経の断裂
- 手根管症候群
  - 手根管での神経の圧迫
- 神経根障害
  - 椎間板ヘルニアや変形性脊椎症による神経根の障害
- 脊髄損傷
  - 外傷や疾患などによる脊髄の損傷
- 視床痛
  - 脳出血などによる視床の損傷　　など

　慢性痛には，発症機序により，いろいろな分類がある．もっとも重要な慢性痛の一つに神経障害性疼痛がある．神経障害性疼痛とは，末梢神経あるいは中枢神経の障害あるいは疾患によって生じる痛みである．痛みは，普通は，外傷など体に危険が生じたことを知らせるアラームである．したがって危険がなくなれば痛みも消失する．しかし，神経障害性疼痛は外傷など痛みの原因がなくても痛みが続く状態である．アラームに例えると，体に危険を伝えるアラームが壊れてしまって，危険が起こっていなくてもアラームが鳴り続けている状態である．患者にとって非常に大きな苦痛となる．疾患名では，帯状疱疹後神経痛，有痛性糖尿病性ニューロパチー，脊髄損傷後痛などが知られている．これらの疾患に対する薬物の効果を調べた研究論文は多い．薬物療法は世界から多くのガイドラインが出版されている．日本では「日本ペインクリニック学会」が神経障害性疼痛薬物療法ガイドラインを出版している．

6. 慢性痛治療薬の使い方・考え方

3　神経障害性疼痛薬物療法（抜粋）

第一選択薬

- **Ca チャネル α2 δ リガンド**
  プレガバリン，ガバペンチン

- **セロトニン・ノルアドレナリン再取り込み阻害薬**
  デュロキセチン

- **三環系抗うつ薬（TCA）**
  ノルトリプチリン，アミトリプチリン，イミプラミン

（日本ペインクリニック学会. 神経障害性疼痛薬物療法ガイドライン. 改訂第 2 版. 2016）

　慢性痛に対して治療薬を用いる場合に，最低でもガイドラインは知っておきたい．神経障害性疼痛に対する日本ペインクリニック学会の薬物療法は上記である．諸外国から出されているガイドラインとほぼ同様である．神経障害性疼痛における第一選択薬は Ca チャネル α2 δ リガンド，セロトニン・ノルアドレナリン再取り込み阻害薬，三環系抗うつ薬である．神経障害性疼痛は痛みが強く，しかも治療に抵抗性のことが多い．したがって，少しでも痛みを和らげる治療薬の存在は患者にとって非常に重要である．投与する際には，ガイドラインを参考にすれば神経障害性疼痛の治療はある程度可能である．だが，それだけで良いのかをここで考えていただきたい．

4 ▶ 神経障害性疾病の治療薬について
知っておきたいこと

- 内服薬により，どの程度痛みが改善するか知っていますか？

- いつまで内服を続けますか？

- 副作用についてはどのように説明していますか？

　まず，ガイドラインを知っておくことは大切である．そのうえで，患者個人の状態に合わせて，オーダーメイドで処方する．それでは，これら第一選択といわれる薬物を処方した場合に，どのくらい痛みが改善するか知っているであろうか．患者には，鎮痛薬を処方する前に，その鎮痛効果に関する情報を提供しておきたい．そのためにはガイドラインの推奨度だけを見て判断するのではなく，解説を読みこんだり，ガイドラインに引用されている論文を読む必要がある場合もある．

　さらに，どうなったら内服を終了するか，処方前から考えているであろうか．慢性痛は，治療薬を処方したからといって，痛みがゼロにはなりにくいものである．ある程度ゴールを考えておかないと，漫然と長期処方になってしまうのではないだろうか．さらに，副作用についても説明する必要がある．添付文書は読んでいるであろうか．添付文書には非常に詳しく情報が書かれている．薬を処方する前に，ガイドラインと添付文書はぜひ読んでおきたい．

6. 慢性痛治療薬の使い方・考え方

5　プレガバリン投与前後の疼痛スコア

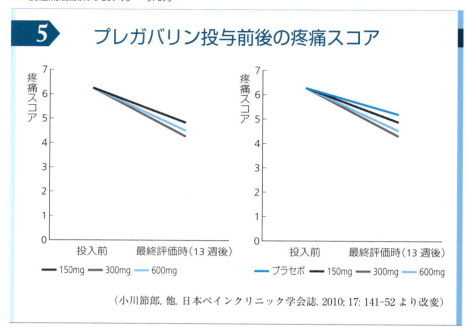

（小川節郎, 他. 日本ペインクリニック学会誌. 2010; 17: 141-52 より改変）

　まず，どのくらい効果があるのかについて確認する．神経障害性疼痛の第一選択薬であるプレガバリンについて，どのような論文が根拠になっているか知っているだろうか．日本ペインクリニック学会では，帯状疱疹後神経痛に対するプレガバリンの効果についてエビデンスレベルの高い5つの論文を引用している．その中で，日本から発信されている論文をみてみる．まずは左のグラフは，帯状疱疹後神経痛に対してプレガバリンを内服した効果をみたものである．1日150mg，300mg，600mgのいずれを内服した場合も，疼痛スコアは低下している．そして右のグラフはプラセボを内服した時の結果を合わせている．実は，プラセボを内服しても痛みは低下している．したがって，論文にも記載があるように，プラセボとの差は0.31（150mg），0.86（300mg），0.63（600mg）である．つまり，平均した場合，プレガバリンの効果で減少する疼痛スコアは1よりも少ないのである．統計学的に有意差があるため，ガイドラインでは推奨されることになるが，改善度合はこの程度である．

6 糖尿病性神経障害に対するデュロキセチンの効果

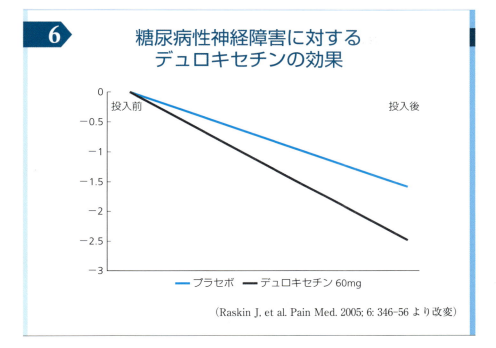

(Raskin J, et al. Pain Med. 2005; 6: 346-56 より改変)

　この図は，糖尿病性神経障害に対するデュロキセチンの効果を見たものである．デュロキセチン 60mg 1 回投与により，疼痛スコアが 2.5 下がっている．しかし，プラセボでも 1.6 下がるので，デュロキセチンによる効果は，0.9 である．0.9 下がるというのは大きいことであるが，患者によっては，0.9 程度しか痛みが下がらないなら飲まなくてもいいという場合もあるだろう．また，前項とあわせて気づくことは，何か薬を飲めば，痛みは減少するのである．患者は痛みが減少したのが，本当の薬の効果かどうかはわからない．処方した医師も効いていると言われる薬をやめるのは難しい．したがって，本当は，あまり効果がなかったとしても，薬をやめられない可能性がある．薬の効果ではなく，プラセボ効果で痛みが減少しているだけであったとしても，患者は薬が効いていると思うのである．このプラセボ効果は薬だけでなくすべての医療行為について言えることである．痛みに効くと期待される薬や処置を行うと，それだけで痛みが減少するのである．このことが，漫然と投薬や処置が続けられる原因となる可能性はないだろうか．

NNT (number needed to treat) という考え方

	研究の数	NNT
三環系抗うつ薬	15	3.6
SNRI	10	6.4
プレガバリン	25	7.7
トラマドール	14	7.2
強オピオイド	6	4.3

(Finnerup NP, et al. Lancet Neurol. 2015; 14: 162-73 より改変)

　薬物の効果を表す方法として，NNT（number needed to treat）という考え方がある．痛みのスコアが50％低下するのに，何人の治療が必要かという指標である．上記の表では，三環系抗うつ薬を3.6人投与すると，1人の痛みが50％低下するということである．SNRIは6.4人，プレガバリンは7.7人である．薬の効果を表す一つの指標であるが，普段使わない考え方なので説明してもわかりにくい．7人に1人効くといわれても患者にとっては，理解が難しいかもしれない．さらに，7分の1の確率であっても，自分は効く方に当たると考えるのが普通の心理ではないだろうか．7人のうち1人に効く薬であれば7人中6人はあまり効かないという判断になるはずである．しかし筆者自身の反省も込めてであるが，一度始めた薬物を，効果がないという理由で中止した患者の数は多くはない．ということは，本当は薬が効いていない患者にも処方し続けている可能性がある．

8 ▶ 帯状疱疹後神経痛に対するプレガバリンの研究

- Neurology. 2003; 60: 1274-83 　　　　　　　8 週間
- Pain. 2004; 109: 26-35 　　　　　　　　　　8 週間
- Curr Med Res Opin. 2006; 22: 375–84 　　　13 週間
- J Pain. 2008; 9: 1006-17 　　　　　　　　　4 週間
- 日本ペインクリニック学会誌. 2010; 17: 141-52 　　13 週間

　ここで，もう一つ知っておくべき事実がある．ガイドラインに引用されている論文はその研究期間があまり長くない．帯状疱疹後神経痛に対するプレガバリンの効果に関する研究は，4 週から 13 週の研究期間でなされている．13 週を超えて処方している場合，その薬が本当に効いているかどうかは証明されていないのである．薬物療法を行う際は，ガイドラインを参考にすることは非常に大切である．しかしその結果だけ見て，ガイドライン通りに処方するというのでは十分とはいい難い．自分なりにガイドラインを吟味して，治療薬を用いる意味を考えたい．

6. 慢性痛治療薬の使い方・考え方

9 添付文書での自動車運転に関する注意

アミトリプチリン（三環系抗うつ薬）	眠気，注意力・集中力・反射運動能力などの低下が起こることがあるので，本剤投与中の患者には，自動車の運転など危険を伴う機械の操作に従事させないよう注意すること．
デュロキセチン（SNRI）	眠気，めまいなどが起こることがあるので，本剤投与中の患者には，自動車の運転など危険を伴う機械の操作に従事させないよう注意すること．
プレガバリン	本剤の投与によりめまい，傾眠，意識消失などがあらわれ，自動車事故に至った例もあるので，本剤投与中の患者には，自動車の運転など危険を伴う機械の操作に従事させないよう注意すること．特に高齢者ではこれらの症状により転倒し骨折などを起こした例があるため，十分に注意すること．
トラマドール	眠気，めまい，意識消失が起こることがあるので，本剤投与中の患者には自動車の運転など危険を伴う機械の操作に従事させないよう注意すること．なお，意識消失により自動車事故に至った例も報告されている．
塩酸モルヒネ（強オピオイド）	眠気，眩暈が起こることがあるので，本剤投与中の患者には自動車の運転など危険を伴う機械の操作に従事させないよう注意すること．

　さらに治療薬の副作用を知っておかなければならない．添付文書には多くの副作用が書かれているが，処方前には必ず確認したい．慢性痛に用いる薬のほとんどであるが，自動車運転に関する注意が記載されている．厚生労働省からは「添付文書の使用上の注意に自動車運転等の禁止等の記載がある医薬品を処方又は調剤する際は，医師又は薬剤師からの患者に対する注意喚起の説明を徹底させること」という通達が出ている．患者にとって，車がないと生活できないという場合もあるだろうが，処方するのであれば，説明は必要である．

　神経障害性疼痛の治療とは離れるが，一部の非ステロイド系消炎鎮痛薬にも，「本剤投与中に眠気，めまい，霧視を訴える患者には自動車の運転等危険を伴う機械の操作に従事させないように十分注意すること」と同様の注意喚起がなされているところには注意したい．

10 ▶ 重大な副作用

- 三環系抗うつ薬
  - 自殺企図, 躁うつ病の躁転攻撃性, 悪性症候群, 心筋梗塞, 起立性低血圧, 抗コリン作用, 併用注意薬が多い
- デュロキセチン
  - 自殺企図, 躁うつ病の躁転, 攻撃性, セロトニン症候群など
- プレガバリン
  - 海外の抗てんかん薬に関する検討で, 抗てんかん薬服用群はプラセボ群の2倍自殺企図が多かった
- トラマドール
  - 呼吸抑制, 依存性など
- 強オピオイド
  - 依存性, 呼吸抑制, 麻痺性イレウスなど

(添付文書より一部抜粋)

　神経障害性疼痛に用いられる薬物には多くの副作用がある. 慢性痛の治療は長期になることが予想されるので, これらも知っておかなくてはならない. ほとんどの副作用は添付文書に記載されているので, もう一度確認することをお勧めする. 添付文書は改定が繰り返されているので常にアップデートしておくことが望ましい. 薬を処方する際には, 効果も重要だが, まず患者に害を与えないことを優先して, 副作用を確認することを忘れないようにしたい. また, これらの薬には併用禁忌や併用注意も多く存在する.

6. 慢性痛治療薬の使い方・考え方

11 慢性腰痛に対する各薬剤の推奨度

	日本のガイドライン
非ステロイド系抗炎症薬	◎
アセトアミノフェン	◎
抗不安薬	○
筋弛緩薬	○
抗うつ薬	○
オピオイド	○

(日本整形外科学会, 日本腰痛学会. 腰痛診療ガイドライン 2012. 南江堂; 2012)

　ここで，話題を変えて，今度は慢性腰痛について治療を考えてみる．慢性腰痛はその多くが原因不明とされている．一部には心理的なストレスが要因となる可能性も指摘されている．治療薬として，抗不安作用と同時に，筋弛緩作用をもつベンゾジアゼピン系が選択されることがある．とくにエチゾラムは腰痛症による不安，緊張，抑うつ，および筋緊張に対して保険収載されている．そのためしばしば用いられる．だが，ここでは特にベンゾジアゼピン系薬剤に対する注意喚起をしたい．

12 ベンゾジアゼピンの世界各国での処方量

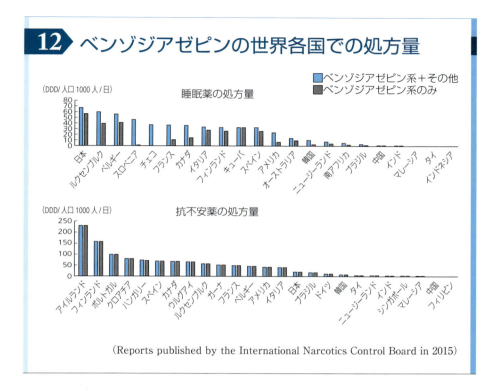

(Reports published by the International Narcotics Control Board in 2015)

　この表は，ベンゾジアゼピンの世界各国での処方量をグラフにしたものである．2015年の世界麻薬統制委員会（INCB）からの報告をもとに作成した．ベンゾジアゼピン系薬剤は，睡眠薬（sedative-hypnoics）と抗不安薬（anxiolytics）に分けられている．睡眠薬はブロチゾラム，エスタゾラム，フルニトラゼパムなどが含まれる．抗不安薬にはアルプラゾラム，ジアゼパムなどが含まれる．実に，睡眠薬に関しては，日本は世界でもっとも処方量が多い国になった．特にアジア諸国と比べると，日本は突出して処方量が多い．抗不安薬に関しては，ヨーロッパ諸国の方が日本よりずっと多い．しかし，この統計には日本中で広く処方されているエチゾラムが含まれていない．したがって，実際にはもっと多い量になる可能性がある．日本は世界で見ても，ベンゾジアゼピン系薬剤の処方量が多い国である．それでは，ベンゾジアゼピン系薬剤の何が問題なのであろうか．

6. 慢性痛治療薬の使い方・考え方

13 ベンゾジアゼピン系薬剤の危険性

- 依存
- WHO では 30 日までの使用にすべき
- 海外のガイドラインでは不眠に対して 14 日以内，不安に対して 30 日以内
- 自殺のリスク
- せん妄
- 自動車の運転などさせないように注意すること．内服の翌日でも

(長田賢一, 他. Modern Physician. 2014; 34: 719-23)

　ベンゾジアゼピン系薬剤は，通常の臨床使用量で依存を形成してしまう．WHOではベンゾジアゼピン系薬剤の使用は 30 日までにすべきであるとしている．欧米のガイドラインでも，ベンゾジアゼピンは不眠に対しては 14 日まで，不安に対しては 30 日までの使用に留めるとしている．耐性と身体的依存が急速に形成されてしまうからである．また，ベンゾジアゼピン系薬剤には抗うつ薬と同様に自殺の危険性が存在することが知られている．高齢者に対してはベンゾジアゼピン系薬剤はせん妄を起こすこともしばしばある．添付文書には，短時間作用性のベンゾジアゼピンでさえ「本剤の影響が翌朝以後に及び，眠気，注意力・集中力・反射運動能力等の低下が起こることがあるので，自動車の運転等危険を伴う機械の操作に従事させないよう注意すること」と書いてある．これだけのことを考慮して処方しないといけないのである．慢性痛に対してベンゾジアゼピン系薬剤を処方するときに，短期的な内服ですむようなプランを立てているだろうか．なお，ベンゾジアゼピンを離脱するためには，「アシュトンマニュアル」を参考にするとよい．

14 まとめ

- **慢性痛に内服薬を処方するときは，メリットと，デメリットを十分に考慮する**
  - ガイドラインの結論だけを見て判断しない
  - 患者に，メリットとデメリットを十分に説明して決定
  - 運転させないように注意する必要のあることが多い

- **内服薬は長期投与になりやすいので注意**
  - 始めるのは簡単．止めるのは難しい

- **ベンゾジアゼピンは特に注意**

　慢性痛の治療は，時間をかけて行うべきである．薬物治療を行うにしても，長期的な戦略が必要である．ガイドラインを覚えて処方するのは大切である．しかし，それだけしか知らないと慢性痛の治療としては不十分である．まず，ガイドラインに記載されている第一選択薬で，どのくらいの鎮痛効果が期待できるのかを知っておきたい．そして，第一選択薬となっているものであっても長期間の有効性に関しては研究がなされていないことを理解するほうが良い．副作用も細かく知っておきたい．ほとんどの薬で運転をしないように指導しないといけない．これだけの制限があると，気軽には処方できなくなるだろう．さらに問題は，薬を飲むとプラセボでも鎮痛効果が得られるので，本当に薬が効いているかどうか，わからないことである．痛みが軽減したという報告を患者から受けると，なかなか薬が止めにくいものである．漫然と長期処方になってしまいがちである．しかし長期処方は有効性が証明されていない上に，副作用の危険性も高まる．薬は始めるのは簡単だが，いったん始めるとやめるのはなかなか難しい場合が多い．薬は始める時点で，止めるときのことをイメージしておくのが理想である．そして，特にベンゾジアゼピン系は日本では諸外国よりも多く処方されていることを認識しておくべきである．

〈西江宏行〉

7 ● エゴグラムによる性格診断

1 交流分析とエゴグラム

- **交流分析 (TA: Transaction Analysis)**
  - 1957 Eric Berne が創始
  - 精神分析の口語訳
  - 自分の 3 つの自我状態 (親, 大人, 子ども) に注目

- **エゴグラム (Egogram)**
  - 交流分析に基づいて作られた性格診断法
  - 自己分析, 対人関係の改善に役立つ

交流分析とは, アメリカの精神分析医 Eric Berne が 1957 年に創始した病気や行動についてのパーソナリティ理論であり, 個人が成長し変化するためのシステマティックな心理療法の一つである[1, 2]. 精神分析の口語訳とも呼ぶ人もいるように, 非常にわかりやすいという特徴がある. 今ここに存在している自分の 3 つの自我状態 (親, 大人, 子ども) に注目した人間行動理論とも呼ばれている. 日本では 1976 年に第 1 回日本交流分析学会が開催され, 医療, 心理臨床のみならず, 教育, 産業の分野にも応用が広がっている.

エゴグラムとは交流分析に基づいて作られた性格診断法であり, 患者がどの自我状態を用いて行動し, 考え, 感じているのかを, 治療者ならびに患者自身が他覚的にとらえることができるツールである[3]. エゴグラムは自分をよりよく理解し自己の変容や成長の助けとなり, また対人関係の改善に役立つ.

質問紙によるエゴグラムの検査の施行は容易であるが, その評価, 応用には背景となる交流分析の理解が不可欠である. 本稿の主題はエゴグラムであるが, その理解を深めるために, まず交流分析における, 構造分析, やりとりの分析, ゲーム分析についても言及する.

2 構造分析

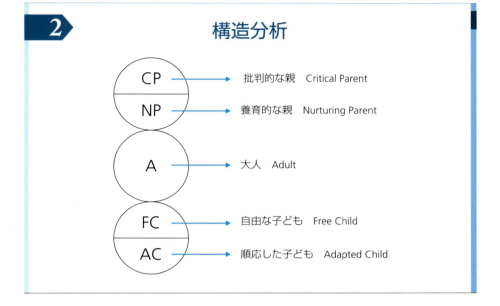

　交流分析の基本は自分の中に親,大人,子どもの自我状態があるという考え方である.Eric Berne は自我状態を,「首尾一貫とした行動のパターンと直接関連している,感情の経験の首尾一貫したパターン」と定義している.

　親の自我状態（P; Parent）は親的な役割を演じた人たちを真似た一連の感情,態度,行動パターンと定義され,過去に実際に起こった具体的な出来事を背景に持つ.問題を起こした子どもを責める父親のような批判的な親（CP; Critical Parent）と困っている子どもに同情する母親のような養育的な親（NP; Nurturing Parent）の2つに分けられる.

　子どもの自我状態（C; Child）は個人の幼児期の遺残である一連の感情,態度,行動のパターンと定義され,個人の多彩な過去の体験が再現された姿である.自由な子ども（FC; Free Child）と順応した子ども（AC; Adapted Child）の2つの側面を持つ.

　大人の自我状態（A; Adult）は,「今,ここ」の状況に対する反応として表現される行動,思考,感情の組み合わせで,年齢にふさわしい自我状態である[4].

7. エゴグラムによる性格診断

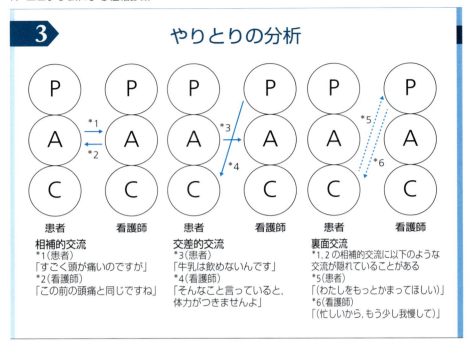

3 やりとりの分析

相補的交流
*1(患者)
「すごく頭が痛いのですが」
*2(看護師)
「この前の頭痛と同じですね」

交差的交流
*3(患者)
「牛乳は飲めないんです」
*4(看護師)
「そんなこと言っていると,体力がつきませんよ」

裏面交流
*1,2の相補的交流に以下のような交流が隠れていることがある
*5(患者)
「(わたしをもっとかまってほしい)」
*6(看護師)
「(忙しいから,もう少し我慢して)」

　Berneは人と人とのやりとりに,相補的やりとり,交差的やりとり,隠されたやりとり(裏面交流)の3つの基本的な形があると考えた[5]．

　相補的交流とは,ある自我状態から送られたメッセージが,予想通りの自我状態から予想された反応で返ってくる交流で,刺激と反応が平行線をたどる．このやりとりは,必ずしも対話が生産的ではないが,反応が期待通りで,刺激に即応したものなので,やりとりはスムーズに進行する．

　交差的交流とは,人がある反応を期待してはじめた交流に対して,予想外の反応が返ってくる場合である．刺激と反応の線が交差して,二人の間の対話は中断してしまう．期待した反応が返ってこないので,混乱したり,失望したり,裏切られたような気になったりして,気まずい空気が流れてしまう．いろいろな人間関係の中で苦痛の種となる．

　裏面交流とは,表面的なメッセージの裏に,言葉には表せない隠されたメッセージがあり,表面では,もっともらしいメッセージを発しているようだが,その主な欲求や意図が裏面に隠されている．

　医療者患者間のコミュニケーションをうまく進めるには,やりとりが中断しないように交差的やりとりは避け,患者の行う隠されたやりとりの背後にある,隠されたメッセージに気づくことが大事だといわれている．

4 心理的ゲーム

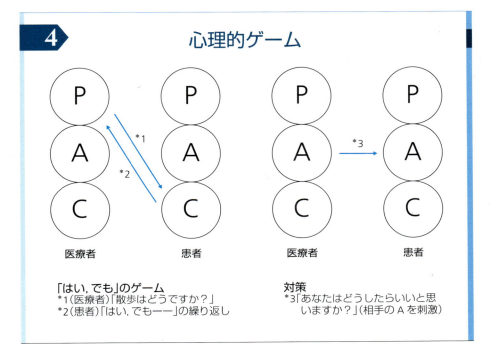

「はい，でも」のゲーム
*1（医療者）「散歩はどうですか？」
*2（患者）「はい，でも――」の繰り返し

対策
*3「あなたはどうしたらいいと思いますか？」（相手のAを刺激）

　Berneは，交流分析におけるゲームを，人々の中で行われる「ワナやからくりのある，かけひきのあるシリーズである」と定義している．

　例えば，慢性疼痛に対して気分転換が必要という場面で，医療者が，「まずは散歩を始めたらどうですか？」との提案に対して，患者が「はい，でも今は天気が悪くて…」，次に「それでは，以前やっていた習い事の再開はどうですか」というと，「はい，でも前習っていた先生がいなくて…」，医療者「…（沈黙）」．このような交流が反復すると，患者は「だれも助けてくれない」と感じ，治療者は徒労感を感じ，嫌な気分で終わる．患者は自分の考えを曲げず，医療者の自責感や無力感を刺激して終わっている．これは「はい，でも」のゲームの典型である．

　ゲームの対策は，このような交流をゲームだと気づくことが必要で，気づいたらやめることである．「はい，でも」のゲームでは押し付ける親（P）と反抗する子ども（C）のやりとりと表現することができ，大人（A）の自我状態が働いていない[6]．したがって，提案しては断られている繰り返しがゲームになっていることに気づき，治療者からの提案をやめてみる．次に相手のAを刺激するように，「あなたはどうしたらいいと思いますか？」「あなたのできることはなんですか？」というように患者に問いかけることが大切である．また，「どうしたらいいかわからないな」など，提案ではない交流パターンにしてみることもゲームへの対策となる[7]．

7. エゴグラムによる性格診断

5 エゴグラム

- **JM Dusay が考案**
  - 各自我状態の強さを直感的な判断で棒グラフで表す

- **R Heyer**
  - 質問紙法によりエゴグラムをより客観化

- **本邦で用いられているエゴグラム**
  - 東大式エゴグラム　TEG
  - 自己成長エゴグラム　SGE
  - エゴグラムチェックリスト　ECL
  - その他

　エゴグラムは JM Dusay がはじめて考案した．Dusay は，「エゴグラムとは，それぞれのパーソナリティの各部分同士の関係と，外部に放出している心的エネルギーの量を棒グラフで示したものである」と定義し[8]，エゴグラムを心理的指紋と表現している．自我状態の配分をグラフ化して，自己成長や対人関係の改善に役立てるように配慮すべきものであった．ただし，各自我状態の強さを直感的な判断をもとに棒グラフで表すものであったため，客観性にかけるという欠点があった．そこでより客観性を高めるために Robert Heyer が質問紙法によるエゴグラムを考案した．

　本邦では，1974 年に杉田らが発表したのをはじめとして各種の質問紙法エゴグラムが開発され，各方面で活用されている．東大式エゴグラム（TEG）は，作成過程で多変量解析を用い，テストとしての妥当性と信頼性が十分に検討され，現在はそれを改良した TEG-II が使用されている．

　質問紙法は多人数対象のデータ収集が可能で交流分析の深い知識がなくとも使用可能という利点があるが，被験者がよくみせようという方向に回答が歪む可能性などがあるので，解釈に注意が必要な場合もある．例えば，対話の中で，「○○すべき」という CP 特有の言葉がよくでてくるにもかかわらず，そのエゴグラムの CP が低くなる場合である．質問紙法によって妥当性尺度，疑問尺度，虚偽尺度などがあり，エゴグラムの解釈の参考としたい．

6 自我状態の二面性

	肯定的	否定的
批判的な親 CP	理想の追求	威圧的
養育的な親 NP	他人への配慮	過保護
大人 A	客観的理解	人情味に欠ける
自由な子ども FC	天真爛漫	わがまま
順応した子ども AC	素直	依存的

自我状態とエゴグラムの解釈

　自我状態には肯定的な面と否定的な面の二面性がある．どの自我状態はどれが低いから悪い，どれが高いから良いというものではない．例えば A が高いと，データに基づき客観的に物事を理解し，合理的に判断する働きを持つが，過度になると人情味に欠け，冷徹と捉えられかねない．またおかれた環境によっても自我状態の評価が異なってくる．周りとの協調性が要求されるような場所では，NP の高さは良い点となるが，自己主張が必要な競争の激しいビジネスの場面では，依存的な AC の高さは欠点となると思われる．次に自我状態同士のバランスも自己分析に役立つ．例えば，FC が低く，AC が高いのは心身症のリスクと考えられている．

　エゴグラムへの介入については，低い自我状態を上げるのが原則と言われている．極端に高かったり低かったりする部分がほどほどな高さに変わることで，楽な考え方ができるようになるという考え方もある．患者本人と同時に，患者にとってのキーパーソンのエゴグラムをとると，2 者（夫婦，母娘ら）の相互作用に悪循環が見出される場合があり，患者と同時にキーパーソンへの介入が必要になることもある．

7. エゴグラムによる性格診断

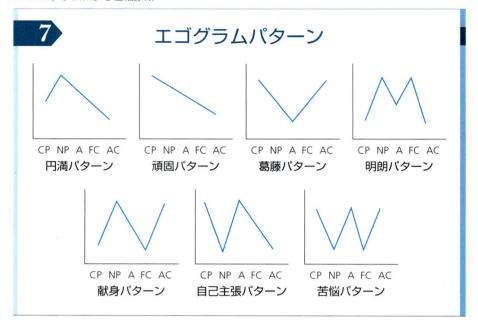

　上図は代表的な7つのエゴグラムのパターンである．

　円満パターンは，NPが優位．CP＜NP，FC＞ACで自他肯定しており，日本人に多く，社会的に共存，協調して適応している傾向がある．

　頑固パターンは，CPが優位．CP＞NP，FC＞ACで自己肯定他者否定となっている．ACが低いので，他の人の意見を聞かない頑固親父のようなタイプである．

　葛藤パターンは，CP，ACが優位．CP＞NP，FC＜ACで自他否定となっている．すべきだというCPが高いのに関わらず，ACが高いのでそれが言えないというタイプである．

　明朗パターンは，NP，FCが優位．CP＜NP，FC＞ACで自己否定他者肯定．思いやりがあり，明るく朗らかな若い女性のようなパターンである．

　その他に　献身パターン（N型おふくろ），自己主張パターン（逆N型おもいこみ），苦悩パターン（W型）等がある．

　TEG-IIのエゴグラムでは19類型が抽出されており[9]，芦原はエゴグラムを243パターンに分類している[10]．まずはエゴグラムをとってみて，そのエゴグラムに近いパターンの考え方や特徴などを，患者に提示し，患者と医療者が一緒に考えてみるのが始まりと考える．また，特徴に関して，患者のAに対してに問いかけることが大切である．次に低い自我状態を上げるようにして，自己変容を促してみてはいかがだろうか．

8　症例：40歳女性

主訴：腰部から右下肢痛
既往歴：過呼吸症候群
現病歴：1年以上前から上記あり
家族：6人暮らし，義理の母との折り合いが悪い
職業：検診業務
現症：全身に広範に圧痛点
Problem list：
　# physiological　広範な筋筋膜性疼痛
　# psychological　CP, Aの自我状態が高い
　# social　義母との折り合いが悪い

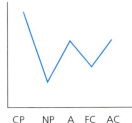

初診時エゴグラム

症例

　40代の女性で主訴は腰部から右下肢痛．過呼吸症候群でA大学心療内科にて加療中．1年以上前から右下肢痛，および腰痛があり，近医で検査，加療するが改善なく，当院紹介．本人の訴えとしては，朝起きると両臀部が痛み，階段の下りで両膝の痛みなどがあった．仕事は検診業務で，毎日5～6時間，2万歩以上歩くのが，やっとの思いで，休みながらしている．土日休んだけでは痛みがとれず，また仕事で頭も疲れている．背部の筋肉痛もあり，頭の後ろは板が入ったよう．家族は義理の両親，夫，子どもの6人で，義理の母との折り合いが悪く，午前中家に居たくない．理学所見は，筋力低下など明らかな神経所見はなく，画像検査で明らかなred flagは否定されていた．頚部（斜角筋，頭板状筋），肩甲骨部（棘下筋，小円筋），腰臀部（腸肋筋，小殿筋，中殿筋）など広範に圧痛点があった．エゴグラムではCPとAが高い傾向があった．

　Problem listとして，physiologicalとしては，広範な筋筋膜性疼痛，psychologicalとして，CP, Aの自我状態が高い，socialとして，義母との折り合いの問題があげられた．

9 症例：40歳女性（つづき）

CP, Aの自我状態が高い
　きっちりしないと気がすまない
　理想が先走り，現実が追いつかない
対応
　低いNPを上げる
　上手く，さぼりましょう
　6, 7割できたら，まあいいか
3か月後
　疼痛軽快　エゴグラムも変化

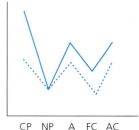

点線：3か月後のエゴグラム

　CPの自我状態が高いのは，性格傾向として，きっちりしないと気がすまない．またAも中等度に高いので，自分の理想ばかりが先走り，現実が追いつかずにイライラするがあげられる[10]．

　過度に高い自我状態を下げるよりも低い自我状態を高めると，もとの高い自我状態が自然に下がることも期待されるといわれているので[3]，低いNPを上げるように，細かいことにこだわらず，相手のためになるような行動をするようにという目的で，「上手く，サボりましょう[11]」「6, 7割できたら，まあいいかと考えませんか」などの指導をした．同時にsocialな問題については，「大変ですね」と共感にとどめ，physiologicalな点については，トリガーポイントブロック注射を行った．

　その後，1か月後に朝の両臀部痛が軽減し，3か月目には夫も一緒に通院するようになり，痛みにより困ることが減少し，笑顔が見られるようになった．その時のエゴグラムでは，NPは不変であったが，CPが低下していた．

10 まとめ

心身医学の 3 本柱
- 自律訓練法，交流分析，行動療法

交流分析
- 構造分析
- やりとりの分析
- ゲーム分析
- その他に脚本分析
  - 禁止令と決断
  - ストロークの欲求とディスカウント
  - ラケットとスタンプ
  - 時間の構造化　など

　私は身体科（整形外科）の医師として臨床を行ってきたが，多くの慢性痛患者の治療に難渋し，慢性痛に関する文献を渉猟した．それらの文献の中で，特に心身医学の専門家の文献に非常に学ぶことが多く，心療内科グループの検討会に参加させていただいた．そこで，まず共感をはじめとしたコミュニケーションスキルを教えていただいた．次に自律訓練法，交流分析，行動療法は心身医学の 3 本柱であるが，その一つである交流分析およびエゴグラムを学んだ．慢性痛患者を紹介された時や，診療で手詰まり感が感じられような時にエゴグラムをとって，これを患者と共に考えるようにし始めたところである．

　交流分析の言葉に，「過去と他人は変えられない．今ここで自分を変えるしかない」がある．本稿が交流分析やエゴグラムを慢性痛の診療へ応用するきっかけになれば幸いである．

7. エゴグラムによる性格診断

■ 文献

1) イアン・スチュアート, ヴァン・ジョインズ. TAとは. 最新・交流分析入門. 東京: 実務教育出版社; 1991. p.4-11.
2) 松崎一葉, 笹原信一朗, 吉野 聡. 交流分析理論って何？ 看護実践の科学. 2005; 30: 10-25.
3) 吾妻愛子, 吉内一浩. エゴグラムを医療にどう応用するか. 心身医. 2011; 51: 994-1001.
4) 杉田峰康. 精神分析から交流分析へ 現代のエスプリ. 2009; 506: 22-35.
5) 白井幸子. やりとりの分析. 看護にいかす交流分析. 東京: 医学書院; 1983. p.40-60.
6) 江花昭一. 交流分析の現代的意義の見直す. 心身医. 2011; 51: 987-93.
7) 芦原 睦, 松田史帆. 医療における心理ゲームの分析と対応. 心身医. 2011; 51: 1002-10.
8) 篠崎信行. J・M・デュセイとエゴグラム 現代のエスプリ. 2009; 506: 36-47.
9) 東京大学医学部心療内科, 編. TEGのパターン分類. エゴグラムパターン. 東京: 金子書房; 1995. p.49-57.
10) 芦原 睦. 自分がわかる心理テスト part 2 エゴグラム 243 パターン全解説. 東京: 講談社; 1995.
11) 紺野愼一. あなたの腰痛が治りにくい本当の理由. 東京: すばる舎; 2012.

〈内山 徹〉

8 ● 補償体系・疾病利得の評価

1 疾病利得の種類

● 1 次疾病利得
疾病によって，心理的葛藤を回避したり精神的充足感を得たりする無意識的な心理プロセス

● 2 次疾病利得
仕事から逃れられる，保険や補償などにより経済的な利益を受けられるなど，より現実的な利益

（水野泰行. ペインクリニック. 2012; 33: 1089-97 より）

　痛みの診察は，患者の疼痛行動の観察からはじまる．慢性痛患者の診察の際には，痛みに対する診療行為の背景にある社会的な評価が必要であると考えられており，その一つとして疾病への補償システムやそれに付随する疾病利得の評価が重要となる[1]．補償自体が個人の健康に良い影響を与えるのか悪い影響を与えるかは定かではないものの[2]，痛みの程度というより疼痛行動という点から評価した場合，それを修飾する因子である

　水野らは，痛み患者の疾病利得について，無意識的な心のプロセスと現実的な利益が存在することを提唱している[3]．本稿でとりあげる「疾病利得」という言葉は，単なる金銭的な利得というより，もっと本能的な，安心感や居心地のよさをもたらすものと考えていただきたい．この疾病利得の評価が不十分であり患者の要求にばかり応えようとすると，患者の疼痛行動に引きずられ，良好な診療関係の悪化につながる要因となる．

8. 補償体系・疾病利得の評価

2 ▶ 症例：40 代男性

現病歴

① X-8 年

不眠，後頸部痛などの不定愁訴のより『うつ病』と診断され，近医精神科 A ク
リニックにて，投薬治療を受け始める（精神通院医療「精神障害者保健福祉手帳」
により受給）．

② X-4 年

腰痛にて，近医 B 病院にて腰椎椎間板手術（経皮的レーザー椎間板減圧術）（1 回
目）を実施される．術後転職となる．

③ X-2 年

術後 2 年ほどは調子よかったが，右下肢痛が出現．
⇒ B 病院で，腰椎椎間板ヘルニアの診断．手術を勧められ，L4/5，5/S ヘルニア
摘出術（2 回目）を行う．しかし，術後の改善は芳しくなかった．

④ X-1 年

C 病院 Follpw を受け，疼痛改善不良のため再手術を実施．このときから仕事は
休職．
L3/4 除圧術，L4/5 後方固定術（PLF）（3 回目）
⇒術後スクリューの緩みがあり，再手術（4 回目）

⑤ X 年

④術後，2〜3 か月は少し症状和らいでいたが，再び再燃．痛みのため仕事がで
きない，またできるが仕事ないなど，生活にも困窮し，痛みセンターへ紹介と
なる．

　例えば，上記のような症例に対する診察をどのように行っていくべきであろうか，
考えていきたい．症例は 40 代男性，30 代の頃にうつ病と診断され，「精神障害者保
健福祉手帳」の 2 級を受給することになった．本制度を利用しつつ，近医精神科ク
リニックで投薬治療を受けながら仕事をしていた．しかし腰痛を自覚するようにな
り，ある医療機関で経皮的レーザー椎間板減圧術を実施される．その後，腰痛の改
善があり仕事を行っていたが，2 年後に右下肢痛が出現．前述と同じ医療機関で，
腰椎椎間板ヘルニアと診断され手術を勧められたため，2 椎間のヘルニア摘出術を
実施されるが症状の改善が乏しかった．その後も症状残存のため別の医療機関を受
診し，「腰椎固定術」を実施されたが術後固定スクリューの緩みがあり，再手術を
実施された．このころから仕事の継続が困難となり，当院受診となった．

3 身体所見

MMT

	みぎ	ひだり		みぎ	ひだり
Psoas	4	5	PTR	→	→
TA	5	5	ATR	↓	↓
Gastro-Sole	4	5			
Hip ABD	4	5			
Hip ADC	4	5			

社会背景

Family

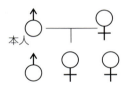

※妻は，痛みについてあまり相談に乗ってくれず，生活についての話をする．

Job

学歴：高卒

高卒後，塗装の仕事20年ののち，腰椎手術の際に退職．その後は，清掃の仕事をしていた．腰椎術後は無職，またはパート．失業保険は終了した．

妻がパートにでており，実家から多少の支援を受けている．

　身体所見では，右下肢に筋力低下を疑うが，徒手筋力検査では痛み行動があり正確な評価が困難であった．またその他，神経症候学的診察で明らかな神経障害を疑わせる所見はみられなかった．一方，社会背景をみてみると，妻と子供の世帯で5人暮らしであり，子供はいずれも小学生以下であった．受診時の当施設への要求は，①痛みのため，まともに歩けないし働けない．この痛みは今後も続き働けないので，障害年金の申請をしたい．②車は必要で今後も乗りたいので，生活保護にはなりたくない．というものであった．その他の評価をみていくと，疼痛生活障害評価尺度（PDAS）では29/60と痛みによる日常生活の支障が強くでており，痛みの破局化尺度（PCS）では，42/52と強度の破局的思考がみられていた．

8. 補償体系・疾病利得の評価

4 精神障害者保健福祉手帳

1995年（平成7年）の精神保健及び精神障害者福祉に関する法律の改正で同法第45条に規定された障害者手帳．精神障害者の自立と社会参加の促進を図るため，手帳を持っている方々には，様々な支援策が講じられている．
生活状態に応じて，1級・2級・3級の等級がある．

適応疾患
- 統合失調症
- 躁鬱病
- 非定型精神病
- てんかん
- 中毒精神病　など

受けられるサービス
- 公共料金等の割引：NHK受信料の減免
- 税金の控除・減免：
    所得税，住民税の控除
    相続税の控除
    自動車税・自動車取得税の軽減
    （手帳1級の方）
- その他：
    生活福祉資金の貸付
    手帳所持者を事業者が雇用した際の，障害者雇用率へのカウント
    障害者職場適応訓練の実施

医療費負担

収入状況	1か月あたりの医療費上限（円）
生活保護世帯	0
受給者の収入が80万円未満	2500
受給者の収入が80万円以上	5000

　医師，理学療法士，看護師などが医学を学ぶ場合，その多くは，疾病の病態生理や対処法に関する知識を学習することがほとんどであり，公衆衛生や法律に関する知識は乏しい傾向がある．また現在の診療体系では，専門分野の細分化が進んでいるため，自らが関わる診療以外の知識についても疎かになりやすい．

　そこで本編ではまず，精神障害者福祉手帳に関する知識を整理したい．本制度は，1995年に改正された精神保健及び精神障害者福祉に関する法律（精神保健福祉法）に規定された精神障害者に対する手帳制度である．適応となる疾患は，統合失調症や双極性障害が中心となるが，非定型精神病やてんかん，中毒精神病も本制度の対象疾患であることを覚えておくべきであろう．統合失調症や双極性障害は比較的頻度の高い疾患であり，特にうつに関しては慢性痛との関連も深いため，慢性痛患者の診療の際には欠かせない知識の一つであると考えられる．本制度で交付される精神障害者福祉手帳では，患者の状態に応じて1級〜3級の等級がある．

5 障害年金

国民年金法，厚生年金保険法等に基づき，傷病によって，一定程度の障害の状態になった者に対して支給される公的年金の総称である．本項では同法に定める一時金についても取り扱う．

年金受給要件

● 被保険者要件：疾病又は負傷（傷病）について初めて医師または歯科医師の診察を受けた日（以後，初診日という）において被保険者であること　または被保険者であった者であって，日本国内に住所を有する 60 歳以上 65 歳未満であること

● 障害要件：初診日から起算して 1 年 6 ヶ月が経過した日，あるいはこの期間内にその傷病が治ったか症状が固定化した場合はその日（以後，障害認定日という）において，障害等級 1 級または 2 級に該当すること

例外として下記の状態になった時は，初診日から 1 年 6 ヶ月を経過しなくても，その日が障害認定日となる．

人工透析療法を行っている場合は，透析を初めて受けた日から起算して 3 ヶ月を経過した日．

人工骨頭又は人工関節をそう入置換した場合は，そう入置換した日．

心臓ペースメーカー，植え込み型除細動器（ICD）又は人工弁を装着した場合は，装着した日．

人工肛門又は新膀胱の造設，尿路変更術を施術した場合は，造設又は手術を施した日．

切断又は離断による肢体の障害は，原則として切断又は離断した日（障害手当金又は旧法の場合は，創面が治癒した日）．

喉頭全摘出の場合は，全摘出した日．

在宅酸素療法を行っている場合は，在宅酸素療法を開始した日．

　次に，障害年金制度に関する知識を整理しておきたい．これは様々な疾患に対して適応となることが多いため，読者の方も関わることが多いと思われる．

　本制度は国が定める国民年金法，厚生年金保険法等に基づき，傷病によって一定程度の障害の状態になった者に対して支給される公的年金の総称である．簡単にいうと怪我や疾病のために働けなくなった場合，以降の生活のある程度を国が補償する制度であるが，その障害等級の線引きは曖昧とされている項目も多く，その判断の裁量は医師の見立てにゆだねられていることが多い．

8. 補償体系・疾病利得の評価

6 ▶ 障害等級には様々な制度があり，それぞれ基準が異なる

1. 身体障害者手帳の等級

身体障害者福祉法に定める身体上の障害がある者に対して，都道府県知事，指定都市市長又は中核市市長が交付する
（厚生労働省ホームページより引用）

2. 労働者災害補償保険法（労災）の等級

労災保険制度は，労働者の業務上の事由または通勤による労働者の傷病等に対して必要な保険給付を行い，あわせて被災労働者の社会復帰の促進等の事業を行う制度（厚生労働省ホームページより引用）

3. 民間企業が定める後遺障害の等級

また障害年金制度と混同されやすいのが，身体障害者手帳であろう．これらが混同されやすい理由としては，どちらも「障害」という言葉をベースとしたサービスであること，また障害等級の診断の際には，「その機能に著しい障害を有する」など，同様の文章が用いられていることなどがあげられる．これらの本質的な違いは，障害年金制度のサービスが主に現金支給であるのに対して，身体障害者手帳のサービスは，主に現物支給となる．また前者は国が管理する制度であるのに対して，後者は主に都道府県により管理されている制度である．したがって，これらの診断書の作成に当たっては，前者は国が交付する「医師免許」を所持するものであれば作成できるのに対して，後者は都道府県知事や一部市長の許可を得たものでないと作成できない仕組みとなっている．

またその他の紛らわしい障害等級制度として，仕事中の事故や怪我で後遺症が残存する場合，労働者災害補償保険法（労災）に定める等級の定めがあり，対象となる職業リストなども決められている．さらに話をややこしくするのが，民間企業が制定する等級であり，自賠責保険や生命保険会社の等級制度が該当する．

7 障害年金の等級基準

1 級

両眼の視力の和が 0.04 以下のもの（矯正視力）

両耳の聴力レベルが 100 デシベル以上のもの

両上肢の機能に著しい障害を有するもの

両上肢のすべての指を欠くもの

両上肢のすべての指の機能に著しい障害を有するもの

両下肢の機能に著しい障害を有するもの

両下肢を足関節以上で欠くもの

体幹の機能に座っていることができない程度又は立ち上がることができない程度の障害を有するもの

前各号に掲げるもののほか，身体の機能の障害又は長期にわたる安静を必要とする症状が前各号と同程度以上と認められる状態であって，日常生活の用を弁ずることを不能ならしめる程度のもの

精神の障害であって，前各号と同程度以上と認められる程度のもの

身体の機能の障害若しくは病状又は精神の障害が重複する場合であって，その状態が前各号と同程度以上と認められる程度のもの

2 級

両眼の視力の和が 0.05 以上 0.08 以下のもの（矯正視力）

両耳の聴力レベルが 90 デシベル以上のもの

平衡機能に著しい障害を有するもの

そしゃくの機能を欠くもの

音声又は言語機能に著しい障害を有するもの

両上肢のおや指又はひとさし指又は中指を欠くもの

両上肢のおや指又はひとさし指又は中指の機能に著しい障害を有するもの
　　一上肢の機能に著しい障害を有するもの
　　一上肢のすべての指を欠くもの
　　一上肢のすべての指の機能に著しい障害を有するもの

両下肢のすべての指を欠くもの
　　一下肢の機能に著しい障害を有するもの
　　一下肢を足関節以上で欠くもの

体幹の機能に歩くことができない程度の障害を有するもの

前各号に掲げるもののほか，身体の機能の障害又は長期にわたる安静を必要とする病状が前各号と同程度以上と認められる状態であって，日常生活が著しい制限を受けるか，又は日常生活に著しい制限を加えることを必要とする程度のもの

精神の障害であって，前各号と同程度以上と認められる程度のもの

身体の機能の障害若しくは病状又は精神の障害が重複する場合であって，その状態が前各号と同程度以上と認められる程度のもの

8. 補償体系・疾病利得の評価

　次に今回の症例に該当しうる，障害年金の1級，2級の判断基準を示したい．1級の基準としては，視覚，聴覚の障害の他はほぼ運動器に関する障害の状態が示されている．また2級の基準としては，運動器に関する障害が項目の半分以上を占めているが，その状態も多く示されている．本制度の認定基準の基本をみてみると，1級障害とは「他人の介助を受けなければ，自分の用を弁ずることができない程度のもの」に対して，2級障害とは「日常生活に著しい制限を受ける程度のものであり，必ずしも他人の助けを借りる必要はないが，日常生活は極めて困難であるが，労働により収入を得ることができない程度のもの」と記されている．

　本提示症例の場合，判断の迷うところになるのが，2級の最後の条項にある「精神の障害の身体機能障害の重複」に該当する可能性が考えられる．これは現状では，診断書を作成する医師の判断（裁量）に委ねられている．

8 障害年金額の算出

障害基礎年金

1 級	780,100 円×1.25（＝ 975,125 円）＋＊子の加算
2 級	780,100 円＋＊子の加算

＊子の加算→ H23 年 4 月からの障害年金加算の改正

第 1 子・第 2 子	各　224,500 円
第 3 子以降	各　　74,800 円

780,100 ＋ 224,500 × 2 ＋ 74,800
＝ 1,303,900

※子とは次の者に限る

○ 18 歳到達年度の末日（3 月 31 日）を経過していない子
○ 20 歳未満で障害等級 1 級または 2 級の障害者

障害厚生年金

1 級	（＊報酬比例の年金額）× 1.25 ＋障害基礎年金 1 級〔＋配偶者の加給年金額（224,500 円）〕
2 級	（＊報酬比例の年金額）＋障害基礎年金 2 級〔＋配偶者の加給年金額（224,500 円）→ H23 年 4 月からの障害年金加算の改正〕 ※ 2 級以上の報酬比例の年金額には，3 級にはある最低保障額はなく，585,100 円未満となる場合があります．
3 級	（＊報酬比例の年金額）※最低保障額　585,100 円
障害手当金	＊報酬比例の年金額の 2 年分　最低保障額：1,170,200 円

障害年金. COM（http://www.shogai-nenkin.com/gaku.html）より
（H28 年現在）

　では，本症例における「障害」認定を仮定した場合の現金給付についてシミュレーションしていきたい．仮に障害年金制度で 1 級の診断を受けた場合，障害基礎年金において年間約 150 万円となるが，今回のケースで判断に迷う 2 級の認定を受けた場合は年間約 130 万円が支給されることがわかる．

　一方，このような障害の認定が行われた場合，その後症状に変化が認められた場合はどうなっていくのかはあまり知られていない．障害年金の等級改定としては，病状（障害）の変化を見るために「現況届」の診断書の提出が人によって 1〜5 年間隔で必要とされ，その際の診断書により等級は改定されることがあるが，実際，改善した場合の届け出はどれほど行われているかは不明である．

9 経過　症例：40代男性

当科の方針
障害者年金の診断書作成については一旦保留として今後，働くことを条件に，身体障害者福祉法に基づく肢体不自由の申請について，手術した病院医師宛に紹介状を作成．
精神科についても当科 Follow とする．

初診から約1年後
身体機能，精神機能評価を行いながら，自立支援を促す．

⇒ 正社員として採用
本人の自覚的な「痛みの訴え」には変化はなかったが，歩行状態の改善がみられるようになる．努力を称賛し，動けるようになっていることの確認を促していく．

質問紙項目	初診時	1年半
痛みの強さ VAS 安静・座位・動作	84/69/80	52/45/48
PDAS	31	25
PCS	42	31

　症例に戻って経過の推移を示していきたい．心理社会要因が関与する難治性の慢性痛患者に対しては，多科・多職種で構成されるチームによる治療体制が推奨されている[4]．本症例に対してもチームカンファレンを行い討論した結果，身体障害者福祉法に基づく肢体不自由の申請を行い，必要なサービスを受けながら仕事を継続させていく方針となり，紹介元の医療機関へその旨のお願いをしつつ，当院では認知行動療法に基づいた生活指導および，運動指導，職業訓練支援の推進およびうつ病態のフォローアップを行った．

　初診後，1年で正社員として採用された．この時点大事なのは，「やっぱりやればできるじゃないか」という態度で接するのではなく，ここまで至った本人の努力を称賛して，とってきた行動を称賛・評価することが大事である．本症例の初診後1年半の状態では，痛みの強さや日常生活障害度は「初診時と変わらない」と訴えてはいたものの，各問診票の評価をみてみると，痛みそのものや痛みの破局的思考に変化が生じていた．それと同時に診察中に笑顔も交えるようになり，痛みはあるが，それと向き合いつつ仕事に復帰し生活可能な状態まで改善がみられた．

10　痛みの持続（慢性化）と補償制度との関連

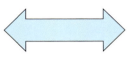

古典的条件付けにより関係性が強化？

障害補償制度
- 現金支給
  生活保護制度
  障害年金制度
  自賠責保険制度
- 現物支給

多くの医療者がこれらの関係を信じているが、現段階ではエビデンス不十分

　現状の制度をまとめてみると，痛みは身体活動制限の原因となることは理解されやすいが，感じる痛みの程度そのものが障害制度へ該当することはほとんどなく，いずれの制度も上位等級の該当には何らかの客観所見を必要としている．諸外国の調査によると，医療従事者に対する「慢性痛の痛みの原因として組織損傷などに起因する侵害信号がない場合でも痛みは生じるか？」という問いに対して，ほとんどの医療者が「生じうる」と回答しており，また「痛みは侵害信号がなくても古典的条件付けにより生じうる，というエビデンスはあるか？」という問いに対しては，全体で6割を超える医療者が，「強いエビデンスがある」と回答している[5]．近年のレビューによると，交通事故後の賠償制度と慢性痛とには明らかな関連性があり，過失が他者に起因している場合や弁護士の介入が予後不良因子であると示唆されているものの[6]，今のところ「痛みの発生」と「古典的条件付け」との関連性を示した根拠は乏しいようである[5]．

　以上から現段階では，痛みの自覚症状だけを診断根拠として障害等級に結びつけるにはまだまだ時期尚早であり，患者本人の破局的思考や身体機能に着目した総合的評価を行ったうえで，社会復帰を前提とした集学的介入が望ましいと考えられる．

8. 補償体系・疾病利得の評価

■ 文献

1) Hayden JA, Chou R, Hogg-Johnson S, et al. Systematic reviews of low back pain prognosis had variable methods and results-guidance for future prognosis reviews. J Clin Epidemiol. 2009; 62 (8): 781-96.

2) Spearing NM, Connelly LB. Is compensation "bad for health"? A systematic meta-review. Injury. 2011; 42 (1): 15-24.

3) 水野泰行. 虚偽性障害および転換性障害および疼痛性障害 CRPS. ペインクリニック. 2012; 33 (8): 1089-97.

4) Hayashi K, Arai YC, Ikemoto T, et al. Predictive factors for the outcome of multidisciplinary treatments in chronic low back pain at the first multidisciplinary pain center of Japan. J Phys Ther Sci. 2015; 27 (9): 2901-5.

5) Madden VJ, Moseley GL. Do clinicians think that pain can be a classically conditioned response to a non-noxious stimulus? Man Ther. 2016; 22: 165-73.

6) Giummarra MJ, Ioannou L, Ponsford J, et al. Chronic pain following motor vehicle collision: a systematic review of outcomes associated with seeking or receiving compensation. Clin J Pain. 2016 Feb 17. [Epub ahead of print]

〈池本竜則〉

9 ● むち打ち症に対する現在の考え方と治療

1　頚椎捻挫の定義

● 頚椎捻挫とは「外傷後に頚部痛をはじめとしたさまざまな症状があり，骨折や脱臼がない頚椎部の軟部組織損傷で，生理的可動範囲を超えたと考えられる場合」で，それ以外は頚部挫傷と定義されていた（平林 洌, 他. MB Orthop. 1993; 12: 85-93）．同義語とされている"むち打ち損傷"は医学的見地に基づいた診断名ではなく，現在では，頚椎部に外力が加わった際に生じる障害を総称した"外傷性頚部症候群"の診断名で扱われている．外傷性頚部症候群とは「頚部外傷によって生じた頚椎ならびに神経の構築学的，神経学的帰結で，運動および神経系の多彩な異変だけでなく，精神神経学的ならびに耳性学的，視覚平衡機能障害をも伴う症候群」と定義され（遠藤健司, 編. むち打ち損傷ハンドブック 第2版. 丸善出版; 2008），頚椎捻挫はその一つの型と考えられている．

最も頻度が高い症状は頚部痛である．可動域制限や感覚障害，筋力低下などの神経学的異常だけでなく，めまい，頭痛，耳鳴り，記憶喪失，嚥下障害，顎関節症など，症状は多岐にわたる．自律神経症状（めまい，耳鳴り，顔面や上肢の知覚異常および血管運動反射など）を有する場合はバレー・リウ症候群*と呼ばれている．

*バレー・リウ症候群：さまざまな自覚症状を呈する．
　内耳症状：めまい，耳鳴り
　眼症状：眼のかすみ，疲れ，視力低下（眼精疲労）
　咽喉頭部症状：かすれ声，喉の違和感，嚥下困難，顎関節症
　循環器症状：動悸，息切れ，四肢冷感
　その他：頭痛，頭重感，だるさ，上肢のしびれ，筋力低下，注意力散漫，
　　　　　記憶力低下など

9. むち打ち症に対する現在の考え方と治療

2 頚椎捻挫の発症機序

●生理的可動範囲を超えた外力により頚椎が屈曲，伸展，圧縮し，頚椎を支持する筋肉，靭帯，椎間板，脊椎関節などに損傷あるいは二次的な炎症，スパスムが生じて発症すると考えられる．すなわち，頭頚部に急激に加わった外力により，頭部が元の位置に戻ろうとするため頚椎は急激に過伸展し，ついで減速により過屈曲を強いられることにより生じる．以前はヘッドレストがないため，頚椎の過伸展が起こったためと説明されていたが，現在ではその説は否定されている．

　初期は衝撃で伸展した組織が炎症を起こし，痛みが出現する．痛みが持続すると交感神経が緊張し，血管が収縮して血流減少や組織の浮腫を引き起こす．その結果，筋肉は収縮し，運動は制限され，さらに周辺の神経経路に影響を及ぼす．さらに神経症状（しびれや冷感など）が出現することもある．多くは交通事故やスポーツ障害，労働災害などによって生じるが，病態は十分に解明されていない．被害者に特有で加害者には見られにくいなど心理・社会的な要因が関連すると考えられている．また頚椎に実際に加わった外力が極めて軽微でも，被害を訴えるなど，通常の外傷などとは異なることに注意．

3　外傷性頸部症候群（むち打ち症）

- 自動車事故，主に被追突により首部やその周辺の痛みや，不快感を訴える病態．1928年米国で報告され，本邦では1958年に飯田らにより報告される．

- 昭和39年に，「むち打ち症」という概念がマスコミにより大々的に紹介される．
  ⇒救急車収容患者数は，昭和38年：1194人に対して，昭和42年：2520人と約2倍になっているが，これを負傷部位別にみると頸部以外の部位は2倍前後に対して，頸部については約34倍に増加した．

（林 洋. 自動車事故の科学. 大河出版; 1994. p.144-9）

　頸椎捻挫はマスコミにて報道されてから急増しており，心理・社会的な要因によるものが多いと考えられている．乗用車の安全基準が改善され，ヘッドレストやクラッシャブルゾーンの導入など衝突衝撃が軽減されても患者の申告は減少していない．

9. むち打ち症に対する現在の考え方と治療

4 判例から見たむち打ち

> 頚椎捻挫は，受傷から発症までの時間が長ければ軽症と判断され，遅くとも受傷後3日以内に何らかの症状が発現するものであり，受傷後何ら症状がなく数週間経過後に初めて発症することはないということが医学的に正しい見解である.
>
> （神戸地裁判例平5.3.23）

実際に診断書を作成した医師に対する判決が出た事例も存在する.

判例に「頚椎捻挫は受傷から発症までの時間が長ければ軽傷とされ，遅くても3日以内に何らかの症状が発現するものであり，受傷後なんら症状がなく数週間後に初めて発症することはないということが医学的に正しい見解である」「頚椎椎間板ヘルニアが本件事故によって生じたものとすれば，起きてはいられないほどの激しい頚部痛を訴え，その症状は受傷直後又はその後の数日間が最も重く，次第に軽快してくるのが医学的常識であるのに，被控訴人の事故直後の症状所見にはこれに沿うものが見当たらないとされており，これに反する証拠は存しない」とあり，これらを理由に臨床所見や検査所見がまったくないのに患者の訴えのままに診断書を作成した医師が裁判所から共同不正行為者とされた事例がある. 頚椎捻挫は画像所見に特異的な所見は見られず，また経年性変化（加齢変化）を外傷性変化と誤診することのないように注意が必要である.

5 むち打ち損傷病型分類（ケベック分類 1995）

重症度により 5 段階

0	頚部に訴えがない，徴候がない
I	痛み，こわばりなど頚部周囲の全体的，非特異的な訴えのみで客観的徴候がない
II	筋・骨格組織の所見を伴う頚部の訴え
III	神経所見を伴う頚部の訴え
IV	脱臼または骨折

耳が聞こえない，めまい感，耳鳴り，頭痛，記憶障害，嚥下障害，顎関節痛などの症状はすべての grade で発生する可能性がある

ケベック臨床分類：カナダ・ケベック州自動車保険協会の要請により，ケベックむち打ち症関連障害特別調査団が当疾患（whiplash associated disorders）の種々の問題を科学的に解析し重症度を分類．治療のガイドラインを示した（1995）．

臨床所見

頚部愁訴に加えて神経症状，自律神経症状の有無をチェックする．他覚的神経症状の有無は反射，知覚，筋力などの神経学的検査で確認する．

● 画像検査

単純 X 線：骨傷の有無のスクリーニングに不可欠である．また骨傷や神経学的異常所見がない場合には頚椎 7 方向などを撮影し，頚椎の可動性を確認しておく必要がある．

CT：単純 X 線像で診断が不確定の場合，併用する．骨傷を詳細に評価できる．

MRI：頚椎を支持する軟部組織（椎間板，靭帯，脊髄・神経根など）や神経組織の描出に有用．神経根障害など形態学的異常の有無を確認できる．

● その他

感覚障害などの神経症状がある場合は，感覚検査，電気生理学的検査（筋電図など）を行う．

臨床分類

診断には頚部愁訴，神経症状，理学所見に基づいたケベック臨床分類が役に立つ．

■ 文献

1) 馬場聡史, 築田博隆, 中村耕三. 整形外科疾患の病態と治療（I）外傷性頚部症候群. 医学と薬学. 2011; 66（1）: 13-9.

2) Bannister G, Amirfeyz R, Kelley S, et al. Whiplash injury. J Bone Joint Surg Br. 2009; 91: 845-50.

9. むち打ち症に対する現在の考え方と治療

6 カナダでの外傷性頚部症候群

- カナダの提唱では追突事故のうち時速 100km 以上での追突, バス・トラックの追突, 玉突き事故以外では X 線検査も不要.
- 平均回復期間は 31 日であり, 1 年以上の症例は 1.9％, WAD の患者に対する現行の治療法のほとんどが科学的に厳密には評価されていない, 運動, manipulation などの活動性を高める治療は鎮痛剤や NSAIDs と組み合わせて一定期間効果がある, 医師は WAD 患者の通常活動への早期復帰を積極的に勧めなければならない, WAD の治療にソフトカラーは勧められない, ほとんどの症例で運動の早期開始が大切, WAD の治療で薬の役割は限られており自制的に使用されなければならない, 安静処方の適応は稀であり, 短期間に限定しなければならないなどとされている.

(Stiell IG, et al. JAMA. 2001; 286: 1841-8)[1]

　カナダ, 米では通常頚椎捻挫の診察は医師が 1 回行うのみで, その後は理学療法士が 2 ～ 3 回運動指導・生活指導を行うのみである.

　医療体制が異なるため, 直接比較は困難であるが, カナダと日本では頚椎捻挫に対する治療体制が異なり, 日本で頻発する時速 20 ～ 30km の追突外力では X 線撮影すら行われない.

■ 文献

1) Stiell IG, Wells GA, Vandemheen KL, et al. The Canadian C-spine rule for radiography in alert and stable trauma patients. JAMA. 2001; 286 (15): 1841-8.

頚椎捻挫の治療には，頚椎カラーを「痛み」がある間装着する？

- 頚椎カラー

- Grade Ⅰでは不要，Grade Ⅱ〜Ⅲで処方しても必要以上に長く装着させないようにする（ケベック治療ガイドライン：Grade Ⅱ〜Ⅲで処方しても72時間以上着用させない）

（答え　しない）
「近年は，頚椎捻挫，腰痛ともカラーやコルセットの効果は疑問視されており，少なくとも72時間以上装着する必要性は認めない」

8 WAD患者の受傷時年齢と治療期間

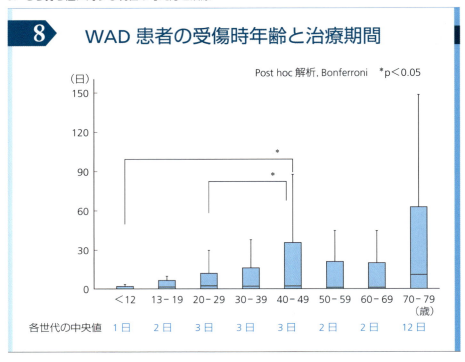

　我々は，年代別にみた外傷性頸部症候群患者の治療期間について調査した．受傷者の内訳は12歳以下：3.1％，13～19歳：4.3％，20歳代：21.1％，30歳代：23.4％，40歳代：21.2％，50歳代：13.5％，60歳代9.2％，70歳代：4.1％であり，20歳から40歳の働き世代の受傷者が全体の半数以上を占めていた．

　また各世代の治療期間の中央値は，12歳以下：1日，13～19歳：2日，20歳代：3日，30歳代：3日，40歳代：3日，50歳代：2日，60歳代：2日，70歳代：12日であったのに対して，平均値はそれぞれ12歳以下：2.2日，13～19歳：12.8日，20歳代：24.5日，30歳代：37.3日，40歳代：48.7日，50歳代：26.3日，60歳代：27.6日，70歳代：40.3日であり，年代間での有意差が認められた〔$F(7, 1028) = 9.82$, $p < 0.001$〕（図）．

　Bonferroni法によるpost hoc解析では，12歳以下と40歳代で治療期間に有意差が認められ（$p < 0.05$），また20歳代と40歳代で治療期間に有意差が認められた（$p < 0.05$）（図）．

■ 文献
1) 池本竜則, 三木健司. 受傷時年齢からみた外傷性頸部症候群の治療期間調査. 賠償科学. 2016; 44: 61-5.

9 年齢区分からみた治療終了までの期間の累積分布

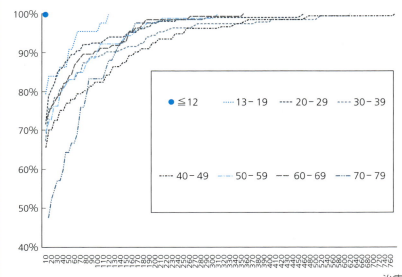

治療期間
（日）

　各年代について，10日間隔の治療期間（最短を10日目まで）を横軸に，治療終了の割合を縦軸とした累積分布をみてみると，12歳以下では，10日目にはすべて治療終了していることが確認された．一方，20歳代から60歳代までは，いずれの群も7割前後の人が10日目までに治療を終えていることが確認されたが，40歳代まで年代を追うごとに，カーブが右下方にシフトして，治療期間が遷延する傾向が認められた．一方，50歳代，60歳代ではカーブは左上方にシフトし，30歳代，40歳代よりも全体的な治療期間が短縮する傾向がみられた．また70歳代に関しては，11日目まで終了する人の割合が半数以下となっており，その他の年代と特徴が異なっていたが，すべてのものが終了となった期間については，12歳以下，13～19歳についで3番目の短さとなっていた（図）．

■ 文献

1) 池本竜則, 三木健司. 受傷時年齢からみた外傷性頚部症候群の治療期間調査. 賠償科学. 2016; 44: 61-5.

9. むち打ち症に対する現在の考え方と治療

10 ▶ 結果のまとめ

- 13歳以降，60歳代まで，各年代の中央値は2〜3日である
  一方，70歳代のみ治療に要する中央値が12日と長い

- 12歳以下の小児で，2週間以上の治療を要する症例はない

- 治療日数は40歳代の平均値が最も長い

　本調査では，比較的軽微な損傷と考えられるWAD症例について世代別に治療期間を調査することで，世代別の治療期間の特徴について新しい知見が見出されたのではないかと考える．

　まず各年代別にみた治療期間の中央値の結果をみると，12歳以下では1日，60歳代までの受傷者でも半数以上は2，3日内に診療が終了していることが示されていたものの，70歳代のみ12日と延長していた．また，各年代の治療終了期間について累積分布でみてみると，10日目までに終了した割合が12歳以下では100％，13〜19歳ではその割合が8割ほどまで低下したが，20〜60歳代まではいずれも7割前後であった．一方，70歳代のみ本期間で終了した割合が半数以下になっており，世代間の特徴が抽出されていたものと考えられた．70歳代の中央値の延長や，他の年代と比して短期間での回復不良の理由について考察すると，現在の日本社会における雇用制度は65歳定年制となっており，70歳代は60歳に比べ退職者が多くなっていることが予想されることから，70歳代では自らに課せられた役割が少なくなり，その代償として他の年代よりも通院の継続率が高くなった可能性が考えられた．またこれまでの知見から，WAD治療の遷延化因子の一つとして，骨・関節の変形や変性が示されており，70歳代では他の年代に比べて頚椎の変性進行が予想されることから，もともとの変性要素が中央値延長に寄与している可能性が考えられた．

本研究結果で得られた統計学的比較からは，40歳代が最も治療期間が延長する傾向が示されており，逆に12歳以下については治療の遷延するケースは見られなかった．このことは，小学生以下では「むち打ちは長引かない」ことを示唆するものであるが，実際学童期には，「むち打ち＝治りにくい症状」という概念自体定着している可能性が低いため，リトアニアの人のようにその概念がなければ，この年代に日常的に生じている軽微な頸部外力を受け頸部痛が生じたとしても，当然早期の改善する結果につながったものと考えられる．一方で，アメリカで行われた幸福度の調査では，40歳代（特に男性）は最も精神的に健全でないことが示されており，これまでに報告されているように，心理社会的要因が軽微なWAD症状の予後不良因子となるという報告に帰結されるのではないだろうか．

■ 文献

1）池本竜則, 三木健司. 受傷時年齢からみた外傷性頸部症候群の治療期間調査. 賠償科学. 2016; 44: 61-5.

9. むち打ち症に対する現在の考え方と治療

11 頚椎捻挫の国際研究

● リトアニアでは昔から交通事故に対する補償制度がなく，住民には「むち
打ち損傷が慢性症状を引き起こす可能性がある」という認識はほとんどな
い．この研究では，過去3年間に後部から大きな衝撃が加わる交通事故に
あった群と，一度も交通事故にあっていない群を，年齢と性をマッチング
させながら比較している．その結果として，事故群202例のうち，自動車
事故が原因で症状が持続した，活動が妨げられたという患者は1例も存在
しなかった．また，頭頚部痛に関しては，事故群と対照群との間には統計
学的有意な差は認められなかった．

(Obelieniene D, et al. J Neurol Neurosurg Psychiatry. 1999; 66: 279-83)

● 追突事故の被害者に対し補償が行われていないギリシャで行われた研究に
よれば，交通事故によって生じた頚部痛，頭痛，肩痛，上肢のしびれや疼痛，
めまいを訴える患者の90%以上は4週で回復しており，慢性的な障害を
訴える患者は1例も存在しなかった．

(Partheni M, et al. Clin Exp Rheumatol. 2000; 18: 67-70)

　交通外傷に対する治療期間について海外の例を見てみると，交通事故に対する保
証のないリトアニアではむち打ち症（頚椎捻挫）が慢性化するという認識なく，こ
の国では交通事故後に活動制限の起こった患者は1例も存在していない．また，交
通事故の経験のある群とない群で頭頚部症状について比較しても優位な差は見られ
なかったと報告されている．

　また，同様に追突事故後の保証のないギリシャの報告でも，交通事故後に生じた
頚部，頭部，肩，上肢の症状の90%以上が4週間で回復し，慢性痛に移行した患
者は1例も存在していない．

　交通事故後の頚椎捻挫という同じ病態でありながら，日本とは慢性痛に移行する
患者の割合が明らかに異なる結果となっている．興味深い研究である．

12 補償が行動に及ぼす影響

- 1995年1月カナダのSaskatchewan州の保険制度が変わり，痛みや愁訴による賠償がなくなった
- 補償がなくなったあとの痛みや愁訴件数の申告は男性43％減少，女性15％減少した

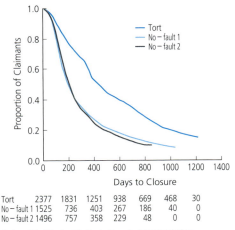

Kaplan-Meier Estimates of the Time to Closure for 5398 Whiplash Claims. Data were censored as of November 1, 1997. No-fault 1 denotes the first six months of the no-fault system, and No-fault 2 the second six months of the no-fault system. The numbers of open claims at each point in time are shown below the graph.

　痛みやしびれなど自覚症状は，社会制度によりその頻度は国際的にも異なることが知られており，この論文では社会のシステムが変わった時に，一般の人々の行動がどう変わったかを観察したものである．日本ではむちうちキャンペーンで頚椎捻挫患者が急増したように，カナダでは痛みや愁訴での補償がなくなったことで，患者の申告が減少し，より健康になったと考えることができる．他覚所見ではない痛みやしびれは患者の情動などに左右されるため，痛みがあると賠償を受けられるなどの疾病利得が存在すると無意識下にもその愁訴が増え，患者がより苦しむ原因になる．補償があることが患者を苦しめるという逆説的な現象が発生しているのである．

■ 文献

1) Cassidy JD, Carroll LJ, Côté P, et al. Effect of eliminating compensation for pain and suffering on the outcome of insurance claims for whiplash injury. N Engl J Med. 2000; 342: 1179-86.

9. むち打ち症に対する現在の考え方と治療

13 ▶ 日常生活での加速度
（35km で追突は 10G 程度）

Everyday Accelerations (in g's)	
Sneeze	2.9
Cough	3.5
Crowd jostle（押しくらまんじゅう）	3.6
Slap on back（背中を叩く）	4.1
Hop off step	8.1
Plop down in chair（椅子にドカンと座る）	10.1

35km で追突するとボンネットは上がり，トランクが壊れます

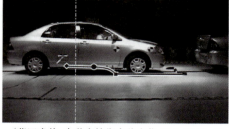

（藤田光伸. 自動車技術会論文集. Vol. 40 No. 5. 20094571. 自動車技術会; 2009)[3]

とくに時速約 20km 以下での無自覚状態での追突による発生が多い[1]．

35km の追突にて約 10G の加速度となるが，10G の加速度は椅子にドカンと座ることや膝を伸ばした状態で 10cm ジャンプしたものと同様であり，追突時の衝撃はかなり小さいことが知られている[2]．

仮に 35km の速度で追突した場合，車の後方はかなり破損することが知られている．通常，日本で見られる追突事故での衝撃は小さく，車体の損傷がボンネットとトランクが損傷していない場合は，頚椎捻挫に加わった外力は小さく，日常生活でしばしば経験する程度の加速度であり，外傷が発生したとは考えられない．カナダのガイドラインでは 100km 以上での衝突の際に初めて精査を行うとされており，欧米とは加わる外力が異なっていることに注意．日本の市販車は衝突安全性の向上により，時速 35km でボンネットが上がり，トランクが壊れるように設計されている．患者の自動車の損傷程度がそれよりも小さい場合は患者に加わった外力は 10G より小さいと推定できる[3]．

■ 文献

1) Bannister G, Amirfeyz R, Kelley S, et al. J Bone Joint Surg Br. 2009; 91: 845-50.
2) Acceleration Perturbations of Daily Living. The Physics Factbook Edited by Glenn Elert -- Written by his students.
3) 藤田光伸．自動車事故における部品の落下についての研究（第 1 報）．自動車技術会論文集. Vol.40 No.5. 20094571. 東京：自動車技術会; 2009.

14 頚椎捻挫による椎間板ヘルニアが後日発生することがある？

● 「外傷性椎間板ヘルニアの発生時はその症状は起きてはいられないほどの激しい頚部痛を訴え，その症状は受傷直後又はその後の数日間が最も重く，次第に軽快してくるのが医学的常識である」（神戸地裁判決）とされており，医学的にもありえないとされている．しかし，実際の診断書では記載している医師が存在する．

（答え　ない）

「外傷性頚部症候群における画像所見の診断的意義について―無症候性健常者との比較検討から―[1]にて MRI での椎間板後方突出は加齢とともに無症状でも有症状でも約20％に認められ，有意な変化は認められなかった．MRI 所見と臨床症状には有意な関連がなく，急性期頚椎捻挫の MRI 上の椎間板変性所見や脊髄圧迫所見は外傷性の変化というより，むしろそのほとんどが加齢変化と考えるのが妥当である．臨床症状との整合性がある場合のみ陽性所見と判断するべきである」

■ 文献

1) 松本守雄, 他. 外傷性頚部症候群における画像所見の診断的意義について―無症候性健常者との比較検討から―. MB Orthop. 1999; 12 (1): 37-43.

9. むち打ち症に対する現在の考え方と治療

15 入通院の必要性，外泊外出回数

●対象と方法

1991年6月～8月（63日間）に発生し，損保会社が受理した事案の中から無作為抽出した"むちうち症"1000例を対象とした．レセプト（診療報酬明細書），診断書，事故状況を基礎資料とし，診療状況を分析した．

●結果

①平均治癒期間

全症例の平均治癒期間は73.5日で，中央値は49日であった．3か月における治癒率は70%に達していた．

②通院例と入院例の比較

平均治癒期間は，通院例（614例）で63.0日，入院例（92例）で143.9日であった．3か月時点での治癒率は，通院例が75.7%，入院例が31.5%と著しい差が見られた．6か月以上の治癒期間を要した遷延例では7.7%であったのに対し，入院例では28.3%に及び，入院そのものが治りにくくしていると思われた．

③治りにくさ，治りやすさに関与するその他の要因

地域では，中国，四国，九州で治癒までの期間が長く，東北，北海道，近畿で短い傾向があった．

●考察

本性の重症度は，患者の重病感の負うところが大きく，入院の要否もそれによって左右される傾向がある．したがって，患者の心理的側面をみるならば，"重病感を与えない簡単な治療"が治癒の良好さをもたらすといえる．入院例，通院例の比較結果に基づけば，"入院しないことが最良の治療"，"通院しても何もしないことが最良"ともいえよう．

（竹内孝仁. オルソペディクス. 1999; 12（1）: 9–13）

外傷性の頚椎捻挫を診療する際の参考となる論文を紹介する．

この論文は外傷性頚部症候群の重症化する要因を検討したもので，考察に「外傷性頚部症候群の重症度は，患者の重病感の負うところが大きく，入院の要否もそれによって左右される傾向がある．したがって，患者の心理的側面をみるならば，"重病感を与えない簡単な治療"が治癒の良好さをもたらすといえる．入院例，通院例の比較結果に基づけば，"入院しないことが最良の治療"，"通院しても何もしないことが最良"ともいえよう」とあるように，交通外傷後の慢性痛への移行は身体的な条件よりも精神的な影響が大きいとされている．

16 ▶ 痛みの機序による分類： 器質的疼痛と非器質的疼痛

器質的疼痛

侵害受容性疼痛

炎症や組織損傷によって生じた発痛物質が末梢の侵害受容器を刺激することによって生じる痛み

- 極めて限局的な痛み
- 内臓組織が関与している場合はより広範
- スパッと切れるような痛み

神経障害性疼痛

体性感覚神経に対する損傷や疾患によって引き起こされる痛み

- 持続的な痛み
- 灼けつくような痛み
- 電気ショックのような痛み

非器質的疼痛

機能性疼痛症候群や心理社会的疼痛が含まれる

説明しうる器質的病変がないにもかかわらず訴えられる痛みや，器質的病変は存在するが，それにより十分説明しえない痛み

侵害受容性疼痛

神経障害性疼痛

非器質的疼痛
心理社会的疼痛
機能性疼痛症候群
中枢機能障害性疼痛

痛みの機序による分類は，侵害受容性疼痛，神経障害性疼痛，非器質的疼痛に分類する方法が一般的である．非器質的疼痛の定義は様々であるが，その中に機能性疼痛症候群（FPS）が存在するという考え方がある[1]．中枢機能障害性疼痛（central dysfunctional pain）と呼ばれることもある．ただ，ほとんどの痛みは，これらが複雑に絡み合った混合性疼痛であると考えられる．痛みに含まれるこれらの構成要素のバランスを考えることは，痛みの治療法の選択や薬物選択の大きな助けになる．

頚椎捻挫など第三者による外傷後の痛みは心理・社会的な要因によるものが多い．患者の言うままに治療を行うと過剰診療となり，より回復が長引くことが多い．医療行為自体が疼痛顕示行動を引き起こすということを念頭に置いて必要最小限の治療行為が重要であり，患者の復職や復学など早く日常生活を取り戻す助けをすることが医師の務めである．

■ 文献

1) Mayer EA, et al. Functinal Pain Syndrome. IASP press; 2009.
2) 日本整形外科学会運動器疼痛対策委員会. 運動器慢性痛診療の手引. 南江堂; 2013.

9. むち打ち症に対する現在の考え方と治療

IASP2009 Global against pain

- 慢性むち打ち症に対する有効性が最も期待できる治療は以下である
  - 頚椎の運動を通常通り行って良いことを説明し，過度の安静をしないように教育し実践させること
  - 関節可動域の拡大を目的とした運動や筋活動に着目した運動など規定の機能的な運動療法が有用である
  - 心理療法をリハビリテーションと組み合わせて実践することが有用である

　IASP2009 Global against pain に「一部の症例に対しては，ラジオ波神経焼灼術が有効なことがある」と記載がされていたが，これはいわゆる神経根障害であり，日本での頚椎捻挫の定義には入らない．日本の頚椎捻挫ではこのような明らかな神経障害を伴うものは含まれていないが，日本では神経根ブロックなどが行われていることが問題である．神経障害を疑うときは支配神経の神経反射，神経支配領域の知覚低下，筋力低下，筋萎縮などを確認する必要がある．

18 長野地裁松本支部の判例
（昭和 57 年 3 月 30 日）

同意を与える医師としては，原則として自ら直接診察の上，負傷の程度・担当する柔整師の設備，施術の方法など諸般の事情を勘案の上，医師の治療によらなくても柔整師の施術により治癒可能な場合に同意すべきであり，同意すべきでない患者の施術について，過失によって同意を与え，それによって損害を生じた場合には，損害賠償の義務を負担するというべきである．

また近年，柔道整復師など医業類似行為等などが増加したため，頚椎捻挫の治療に医学的に必要性が証明されないのに長期間施術が行われ，診断する資格がないためにその医学的根拠を医師に後日求められトラブルになるケースが増えている．頚椎捻挫の治療に当たる医師は，医業類似行為への指示，許可を行っていないことをカルテや診断書に記載する必要がある．医業類似行為等への指示，許可を行った場合，健康被害の責任は診断し，指示，許可した医師にあり，その指示，許可のもと施術した柔道整復師にはないことが判例上明らかである．受傷後 3 週間以上の愁訴がある場合は，その治療が適切であるかどうかを確認するため，大学病院など高次医療機関の整形外科にて脊椎外科専門医の診断が必要である．特に他覚所見がなく，「痛み」という自覚症状のみの場合には細心の注意をはらうべきである．

9. むち打ち症に対する現在の考え方と治療

19 ▶ 医療が慢性痛をつくる？

医療機関を受診中の慢性痛患者群

VS

同じような痛みがあるものの，過去に痛みを相談しなかった非受診
ボランティア群（新聞広告で募集の上，問診表で回答）

後者の方が
● 機能障害の程度が低い
● 鎮痛薬の使用量が少ない
● 他者からの支援を期待する割合が少ない

Coper（対処能力の
ある人）である

（Large 1997, Reitsman 1997, Zitman 1992）

　痛みやしびれはあくまで症状である．「痛み」という自覚症状のみの場合には細
心の注意をはらうべきである．激しい自覚的な「痛み」を患者が訴えたために，診
察することなく関節拘縮がない関節可動域の著明な低下や筋肉の萎縮のない著明な
筋力低下を記載した診断書を発行してはならない．医学的に説明のつかない病状は
詐病なども考える必要がある．後遺障害診断書の自覚所見以外の他覚所見や関節可
動域，労働能力については，永続的な障害を記載すべきであり，記載内容が患者の
後日の状態と異なった場合には記載した医師が詐欺の共同正犯に問われたことがあ
るため，診断書記載には細心の注意が必要である．自覚症状はあくまで患者の自覚
症状であるが，他覚所見は画像所見や診察所見から明らかな障害で永続的なものを
記載すべきである．自然に改善するもしくは自覚的な要素（疼痛，しびれ，脱力）
などを含むべきではない．残念ながら近年，司法書士や弁護士などの要求で診断書
を改ざんする医師がいることは残念である．慢性的な「痛み」は疼痛（顕示）行動
から出現してくることも多いため，治療をすればするほど過剰に発現する．

〈三木健司〉

10 ● 慢性痛の診断書の書き方・考え方

1 診断書の書き方・考え方

慢性痛の患者は労働者災害補償保険や自動車損害賠償責任保険の適応となる場合もあり，その診断書を作成する医師にも適切な知識が必要となる．

誤った診断書を作成した場合，十分な補償が行われないなど患者にとって不利益となる場合がある．しかし医師にとって本当に注意が必要なのは，事実と異なる診断書を作成した場合で，事実と異なる診断書を作成すると場合によっては訴訟を起こされる事態にもなりうるので細心の注意が必要である．

本稿では，交通事故後の患者に必要となる自動車損害賠償責任保険後遺障害診断書について概説していく．

10. 慢性痛の診断書の書き方・考え方

2　後遺障害の定義

交通事故によって受傷した精神的・肉体的な傷害（ケガ）が，将来においても回復の見込めない状態（症状固定）となり，交通事故とその症状固定状態との間に相当の因果関係（確かな関連性・整合性）が認められ，その存在が医学的に認められる（証明できる，説明できる）もので，労働能力の喪失を伴うもので，その程度が自賠法施行令の等級に該当するもの．

　診断書を書くためには，そこに使われている言葉の意味を知っている必要がある．
　診断書の表題にも用いられている「後遺障害」とは，自動車損害賠償保障法施行令（昭和三十年十月十八日政令第二百八十六号）第二条第二項では「傷害が治ったとき身体に存する障害」と表記されている．この条文では交通事故によって受傷した様々な傷害（ケガ）が，将来において回復の見込めない状態となったときを「傷害が治ったとき」としており，この状態を症状固定という．「身体に存する障害」は，症状固定後にまだ残存している障害（機能不全）のことで，これらの傷害と障害の存在はその原因が当該交通事故との因果関係があるものに限られる．当然のことであるが，事故以前から存在した障害は考慮しない．そしてこの障害を証明するために，本診断書が医学的な根拠として必要となる．

3 症状固定の定義

- 「傷病に対して行われる医学上一般に承認された治療方法をもってしても，その効果が期待し得ない状態で，かつ，残存する症状が，自然的経過によって到達すると認められる最終の状態に達したこと」
- 自覚的な「痛み」は考慮する必要はなく，医学的な見地から終了日を決定する必要がある
- 症状固定は障害等級認定のための概念であって，医学的な定義はなく医療現場とのかかわりはあまりない

　後遺障害を診断するための「症状固定」とは，傷病に対して行われる医学上一般に承認された治療方法をもってしてもその効果が期待し得ない状態で，かつ残存する症状が自然的経過によって到達すると認められる最終の状態に達したことと定義されている．つまり治療を行っても今後の症状軽快が見込めない状態のことを言い，長期的な経過で判断する必要がある．処置などによって短期的に症状が軽減してもすぐに元に戻ってしまうような状態は症状固定と判断される．

　症状固定は症状の有無や程度は考慮せずに，医学的な治療経過で判断される．

　症状固定後は症状が平衡に達し医療によって影響されない状態なので，基本的に医療費は支払われず，残存する症状に対して後遺障害と認定されれば逸失利益に対して保証が行われる．

　実際の医療現場では症状固定後も患者が通院を続けるなど，「症状固定」が診療に影響を与えない場合もある．

10. 慢性痛の診断書の書き方・考え方

4　後遺障害

- 〔交通事故により受傷し，一定の治療の末残ってしまった症状〕＝〔後遺症〕のうち，症状固定後に残った症状に対し等級認定を受けたものを後遺障害という
- 後遺障害は，等級に応じて傷害部分とは別に損害賠償請求の対象となる（労働力低下に対する賠償）
- 医師が作成した後遺障害診断書は，損害保険料率算出機構の審査に基づき等級認定される
- 症状が残っていても等級認定されなければ賠償の対象とはならない

　「後遺障害」について整理すると，交通事故によって受傷した傷害において一定の治療の末に残ってしまった症状を後遺症といい，この後遺症を治療しても症状が変わらない状態が「症状固定」となる．そして症状固定後に残存している症状に対して等級認定を行い後遺障害が認定される．

　後遺障害が認定されると，その等級に応じて逸失利益に対し損害賠償を請求できる．この場合の逸失利益とは後遺障害がなければ得られるはずであった収入のことをいい，後遺障害によって起こった労働力低下に対する賠償となる．

　後遺障害は，医師が作成した後遺障害診断書を損害保険料率算定機構が審査を行い等級認定する．症状が残っていても等級認定されなければ後遺障害とは認められず，補償の対象とならない．

> ## 5 等級認定について
>
> 後遺障害は 16 等級 142 項目に分類されている.
>
> - 第 14 級 (保険金額 75 万円　労働能力喪失率 5%)
>   - 9　局部に神経症状を残すもの
> - 第 12 級 (保険金額 224 万円　労働能力喪失率 14%)
>   - 13　局部に頑固な神経症状を残すもの
>
> 頚椎捻挫は通常医学的には神経症状を伴わないが,自賠責では実務上「痛み」「しびれ」などを「神経症状」として取り扱い,画像や神経伝導速度など器質的な所見がある場合に 12 級と認定する.

　後遺障害が補償の対象となるためには等級認定される必要があり,その等級は,介護を要する後遺障害が 2 等級,それ以外の後遺障害が 14 等級と全部で 16 等級あり,それぞれに該当基準となる項目がありその分類は 142 項目となる.

　日本の交通事故でよく問題となっているむち打ち症は,「第 14 級 9 項: 局部に神経症状を残すもの」,あるいは「第 12 級 13 項: 局部に頑固な神経症状を残すもの」,に該当する例が多い.

　むち打ち症（頚椎捻挫）は,医学的には神経症状がないが自賠責保険では痛みや痺れなどの自覚症状を神経症状として取り扱うため,14 級に該当する.さらに,検査で異常所見がある場合には 12 級に該当となる.ただし,経年性変化（加齢変化）など外傷による変化でないもの,既存障害（事故前から存在するような加齢変化や頚髄の変性所見）などは除くこと.外傷性関節症や外傷性椎間板ヘルニアは軽微な外傷では発症しないので注意する必要.

　後遺障害は等級によって労働能力損失率が設定されており,そこから逸失利益が計算される.

10. 慢性痛の診断書の書き方・考え方

6 自賠責の計算式

- 診察のたびに慰謝料として約 7000 円
- 休業補償
- 症状固定後は逸失利益（67 歳まで）
- 後遺障害逸失利益

  ＝年収×労働能力喪失率×喪失期間に応じたライプニッツ係数

労働能力喪失率表

第 1 級・第 3 級	第 4 級	第 5 級	第 6 級	第 7 級	第 8 級
100%	92%	79%	67%	56%	45%
第 9 級	第 10 級	第 11 級	第 12 級	第 13 級	第 14 級
35%	27%	20%	14%	9%	5%

　補償額の基準となる逸失利益は，将来得る予定であった収入を受領するため，利息相当分を控除する必要があり，その計算法としてライプニッツ式計算法が用いられる．この計算式では労働能力喪失期間（年数）のライプニッツ係数が決められており，この係数を事故前の年収の利益喪失分に乗して算出する．

　後遺障害逸失利益＝年収×労働能力喪失率×喪失期間に応じたライプニッツ係数

7 交通事故交渉サービス業の存在

- 頚椎捻挫は神経症状に分類される．軽症の 14 等級ではなく，より重症の 12 等級，10 等級が適応となるように医師に虚偽の診断書を書かせるように勧めることがある．
- 安易な診断書を作成すると，詐欺の共同正犯となる．共同正犯とは，「2 人以上の者が特定の犯罪を共同して実行する共同犯行の形態をいう．この場合各人は，共同して発生させた結果の全部につきすべて自己が発生させたのと同じく責任を負わなければならない」．

　後遺障害の等級認定は，医師の記載する診断書を判断材料としている．

　頚椎捻挫の場合，自賠責的に神経症状とされる痛みや痺れなどの自覚症状があれば 14 級に，そして診断書においてそれらの自覚症状を医学的に証明できる所見の記載があれば 12 級に認定される．そのため，後遺障害が等級認定されやすいように診断書を書かせようとする交通事故交渉サービス業と呼ばれる人たちが存在するので注意が必要である．十分な知識のないまま安易な診断書を作成すると，後に詐欺の共同正犯とされることとなる．14 等級と 12 等級の違いは，医師が「「痛み」などの自覚症状を裏付ける他覚所見があると医学的に説明できること」であるが，自覚症状を安易に他覚所見として記載することで，第 3 者が検証できない診断書を作成すると，詐欺の共同正犯となる．つまり診断書では，客観的に証明できないものは全て自覚症状の欄に記載するべきである．診断書を作成したことにより，現存する障害以上の後遺障害診断を受けた場合，その診断書を記載した医師が賠償責任を法的に負うことになる．例えば，就労不能と記載していたが，実際には就労や遊興していたことが後日明らかとなった場合が該当する．

10. 慢性痛の診断書の書き方・考え方

8　診断書

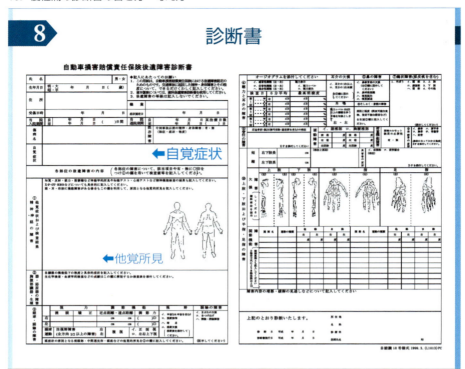

　実際の診断書をみると，自覚症状を記載する欄はとても狭くなっているが，痛みや痺れなどは自覚症状なので全てをこの欄に記載する．他覚所見の欄に記載すると，診察でその症状を確認したことになるので注意が必要．「痛み」「しびれ」はあくまで自覚症状である．握力，筋力，自動可動域は患者本人の協力が得られないかぎり真実の値は得られないため，仮に「痛み」で正確な測定ができない時は，注釈として「痛み」のため正確な測定は不可能であると記載が必要である．筋力低下や麻痺があれば，必ず「筋萎縮」や「骨萎縮」が発生するし，また関節可動域が減少しているなら「関節拘縮」が発生しているはずである．不全麻痺や外傷性椎間板ヘルニアなど適切ではない病名の記載が散見されるので注意が必要．

9 交通事故の医療費をめぐる判決

東京地裁平成元年3月14日判決
自由診療報酬の濃厚・過剰部分を否認し，薬剤料については1点単価を10円，その余の部分については10円50銭と認定した．

東京地裁平成23年5月31日判決
過剰な診療行為に係る診療報酬額または過大な診療報酬単価に基づく診療報酬額については，交通事故と相当因果関係がある損害とは認められず，不法行為に基づく損害賠償金相当額を超える部分については不当利得が成立すると判示した．

　交通外傷後の臨床現場や診断書記載において，診療期間が問題になることがある．「痛み」は心理・社会的ストレスにて増悪し，同じ衝撃度でも加害者は「痛み」を訴えず，被害者のみが「痛み」を訴えるなどはその典型的な例である．自覚的な「痛み」だけを指標とするのではなく，あくまで器質的な傷害を指標として治療期間や休業期間を決定すべきである．頚椎捻挫は日本ではよくある訴えではあるが，補償のない国では存在せず，日本でもほぼ9割以上の患者が3か月以内に愁訴は消失している．治癒期間の中央値は2〜3日程となっている．これを無視して交通事故後に過剰な診療を行うと訴訟などの問題となる．
　平成元年の判例は過剰な診療報酬を査定されており，平成23年の判例はさらに厳しい判決で，医師が不当利益を得ていたと問われている．これ以外にも，医師が患者の診察を適切に行わず患者の申告通りに通院加療を行ったと診断書を発行し，患者は通院慰謝料を請求し，医師は不正請求を行った事案が摘発された例もある．無診察診療，無診察投薬は禁止されており，リハビリと称して医師の診察を受けずに通院加療とすることも許されていない．

10. 慢性痛の診断書の書き方・考え方

10 自賠責医療の実務

- 車の損害と「人間」の損害は相関するとされており，自動車の損害を聞いておくこと
- 補償神経症と言われるような心理状態となりやすいので，早期に治療を終了させること
- 統計的には，民間医療機関が約1.3倍の治療を行っている（営利目的とみなされる）
- 医師の倫理からも患者が復職できずに失職することは問題である
- 自覚的な「痛み」診療ではゴールを早期に決定すること
- 自賠責では最終責任は「医師」にあり，加害者側に説明責任，賠償責任が生じることを忘れてはいけない

　交通外傷後の患者を診療する際に以下の点を注意が必要である.

- 交通事故時の車の損害と人の損害は相関するとされており，車両の損傷が軽微な場合は一般的に運転者や同乗者の傷害も軽傷であることがほとんどなので，事故発生時の状況を確認することが重要.
- 補償神経症や賠償神経症と言われるような心理状態となり，患者自身が治りたくないという気持ちになる例がある. これらは PTSD とは異なり金銭問題が関係することが多く注意が必要.
- 医師の倫理面からも，患者を治癒させることができずに復職させることができなかったと言うことは問題である.
- 自覚症状である「痛み」を治療する際には，「生活の質を改善すること」「日常生活を取り戻すこと」にゴールを設定し，治療を行う必要がある.
- 診断，治療の最終責任は医師にあり，加害者や保険会社に対しての説明責任，賠償責任が生じる可能性を忘れないように. 診断書の記載により金銭が動くため，それが適切ではない場合の賠償責任は発行した医師にある.

11 ▶ 医療機関の損保に取るべき態度

被害者（患者）　←　医療機関

加害者（被保険者）　→　損保会社

　自賠責保険の場合でも医療を受けた人（患者）が医療機関に支払うという原則は変わらない．患者は加害者を通して損保会社に支払った医療費を請求することになるが，損保会社が行う賠償は契約者である加害者の責任の範囲内となり，患者が請求した医療費が全て賠償されるわけではない．

10. 慢性痛の診断書の書き方・考え方

12　損保が支払わない理由

- 被害者に過失があるので，これ以上医療費を支払うと，損害額全体の割合として払いすぎることになる
- これ以上の治療は，事故が原因となっているとは考えられない

過失相殺　　　　　　　　**相当因果関係**

　損保会社が請求された医療費を支払わない理由の一つは過失相殺である．

　過失相殺とは，被害者が賠償請求をするときに被害者にも過失があった場合，その過失割合に応じて賠償額が減額されることをいう．交通事故の場合では，事故当時者の過失割合によって請求額の減額が行われる．患者は損保会社に賠償請求をするが，患者に事故に対する過失があった場合には，過失の程度によって賠償額が減額となる．

　損保会社が医療費を払わないもう一つの理由は相当因果関係がない場合である．

　相当因果関係とは，事故の状況や車両の損害状況などから，起こった結果（被害）が相当であると法的に因果関係が認められた状況をいう．前述した判例で示したように，必要以上に治療期間が長くなった場合や，過剰な医療が行われた場合は相当因果関係がないと判断されることとなる．

13 医業類似行為からの紹介患者

整骨院など医業類似行為では診断書を作成できない（診断能力がない）ので，整骨院からの紹介患者の受入れには注意が必要．
治療の必要性を診断するのは医師の責任であり，医師の立場で治療が終了と判断したら，診断書に中止ではなく，治癒と記載すること．
治療中止を明記しないとその後数か月整骨院に通い，最後に後遺症診断書を要求されることになる．

　基本的に整骨院など医業類似行為では診断書を作成することはできない．これは診断能力がないとされているためである．そのため，整骨院からの紹介患者の受入れや，整骨院での施術に関する同意については注意が必要である．整骨院での治療継続や新たに治療を行う場合，その必要性に関する診断責任は医師にある．医師の同意の下に患者が整骨院へ長期通院した場合，治療の必要性に関する責任は医師にあるとされるため，医師として治療終了と診断したら，診断書に治癒と記載することが重要である．治癒と記載し治療の必要がないことを明記しないと，整骨院への通院が継続された場合にその期間についても診断書を要求されることとなる．

10. 慢性痛の診断書の書き方・考え方

14 医業類似行為への責任に関する判例

長野地裁松本支部の判例（昭和57年3月30日）同意を与える医師としては，原則として自ら直接診察の上，負傷の程度，担当する柔整師の設備，施術の方法など諸般の事情を勘案の上，医師の治療によらなくても柔整師の施術により治癒可能な場合に同意すべきであり，同意すべきでない患者の施術について，過失によって同意を与え，それによって損害を生じた場合には，損害賠償の義務を負担するというべきである．

　また，医師の同意の下で行った整骨院での治療において患者に不利益が発生した場合は，医師にその責任が問われることになる．整骨院での治療に関しては，患者の状態，施設の設備や技術の状態を含めて判断する必要がある．また患者が整骨院受診の希望を訴えた場合でも，医師として必要と判断できなければ同意書を作成するべきではない．

15 長期通院は問題となる

　3か月以上の頚椎捻挫など器質的な証明が困難な症例では診断書を記載する際に自覚症状と客観的な所見を分けて記載することが必要．仮に加害者と被害者が紛争になった場合に，器質的な所見つまり客観的に証明が可能な所見の確認が必要である．大学病院や公的高次医療機関の整形外科脊椎専門医の診断が必要となるため，長期通院患者は必ず受診させておくこと．仮に詐病となれば，診断書を書いた責任が問われる．

　患者の治療が長期となった場合，頚椎捻挫など器質的疾患が証明できないときは患者の自覚症状のみが所見となるため，後遺障害としては神経症状しか認定されない．

　高次医療機関の専門医の診断を仰ぎ，他覚所見がなければ早期に治療の終了が必要である．仮に詐病が証明された場合には，共同不正行為として診断書を作成した責任が問われることになる．

16 詐病対策は？

自賠責の制度として
- 警察の事故証明書（事故の事実）
- 医師の診断書（事故との因果関係のある受傷）
- 医療機関からのレセプト（治療の事実）

以上の3点でほぼ自動的に支払われる.

　自賠責の制度として警察の事故証明書，医師の診断書，医療機関からの医療費算定の3つが揃っていれば，補償金の支払いは行われてしまうので，詐病対策は医師の責任で行い，診断書の作成を正確に行わなくてはならない.

　参考書籍として日本臨床整形外科学会から出版されている交通事故診療のガイドラインがある. 他にも交通事故や後遺障害に関する書籍が多数出版されている.

10. 慢性痛の診断書の書き方・考え方

17　まとめ

- 患者の中には，診断書作成時に貰える補償金を「胸算用」している人がいる．訴えに振り回されず，正確な記載が重要である．
- 後遺症診断書の他覚所見の記載内容が改善した場合に，詐欺の共同正犯に問われた事案がある（賠償金を支払った側が後日調査することが多々ある）．

　患者の中には後遺障害認定によって受け取ることができる補償金を計算し，診断書の記載内容を誘導しようとする人がいる．患者の訴えに振り回されないように，医学的に正確な記載をすることが重要である．

　また，後遺障害診断書は基本的に症状固定後に作成するので，他覚所見の欄に記載した内容が後日改善した場合，記載に虚偽があったとみなされ詐欺の共同正犯を問われる可能性がある．実際に，支払い側である損保会社が後日調査をして，訴えを起こした事例もある．

　診断書を作成するときには細心の注意が必要である．

〈木村嘉之　三木健司〉

11 ● 痛みと虚偽性障害

1 　　　症例

〈症例〉　　46歳，男性

〈主訴〉　　腰下肢痛，右手腕痛

〈現病歴〉
　3年前　　腰椎椎間板ヘルニア手術
　　　　　　術後腰下肢痛が持続するため当科受診
　　　　　　右肘部管症候群手術
　2年前　　術後に右腕の腫れと痛みが出現

（境　徹也. ペインクリニック学会誌. 2010; 17: 21-4）

　患者は46歳の男性である．うつ病などの精神疾患の既往歴や家族歴はなかった．3年前に腰椎椎間板ヘルニアの手術を受けたが，痛みが続くため当科ペインクリニックに紹介された．その後，右腕の痛みしびれの訴えがあり，当院整形外科で右肘部管症候群の診断を受けて，手術（尺骨神経移行術）を受けた．しかし，痛みは治まらず，右腕の腫れも出現した．また，サーモグラフィーにて前腕の皮膚温度差（右＞左）とアロディニアがあったため，複合性局所疼痛症候群（complex regional pain syndrome: CRPS）が疑われた．痛みに対して抗うつ薬や漢方薬を処方されたが，それぞれ発疹が出現したと患者が訴えたので中止となった．

2 問題行動

①下肢徒手筋力テスト：2〜5/5
　車椅子での入室
　　→　院外では，自立歩行
②「食事を摂っていない」
　　→　低栄養などの異常なし
③多数の科を自ら希望受診
　耳鼻咽喉科：喉の訴え
　内科：腹部不快感
　　→　お腹にクリップ

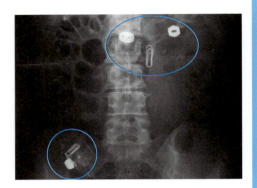

　当科で診察を続けている経過で，奇妙なことが次々と起こるようになった．患者は，車椅子で受診し，診察時の筋力テストでも自力での膝立ができないなどの筋力低下があった．しかし，その後病院スタッフがこの患者が院外で自力歩行しているのを目撃するようになった．また，当科以外にも色々な数多くの診療科を様々な訴えで自ら希望受診するようになった．

　13か月後に，腹部不快感の訴えのため，腹部X線写真を施行すると，クリップやナットが胃・腸管内にあることが発見された．本人にこのことを尋ねると「工事現場の下を通ったからこのときに何かのはずみでお腹の中に入ったのかもしれない」と，つじつまの合わない奇妙な返答をした．

3 ねつ造

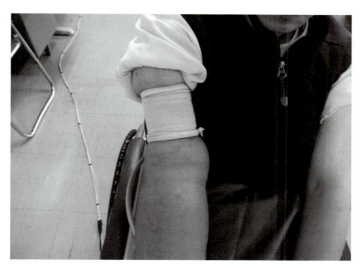

自分で腕を縛り，腕を腫らしている

　初診から 40 か月後に，右腕の腫脹が著明になった．右腕の腫脹を写真撮影するときに，患者に服の裾をめくるように言ったところ，右上腕がバンドで強く縛られているのが明らかとなった．

　患者に「なぜこのようにバンドで締め付けているのか？」と尋ねると，患者は「締め付けたほうが，楽になるから」とやや動揺して答えた．

　47 か月後に，これまでの病歴と行動を精神科医に提示し，虚偽性障害（ミュンヒハウゼン症候群）と確定診断された．

11. 痛みと虚偽性障害

4 ▶ 虚偽性障害

A. 身体的または心理的な徴候または症状のねつ造または外傷または疾病の意図的な誘発で，確認されたごまかしと関連している
B. 自分自身が病気，障害，または外傷を負っていると周囲に示す
C. 明らかな外的報酬がない場合でも，ごまかしの行動が確かである
D. その行動は，妄想性障害または他の精神病性障害のような他の精神疾患ではうまく説明できない

(精神疾患の診断・統計マニュアル　DSM-5)

　虚偽性障害は，身体的または心理的徴候・症状を意図的に作り出す（ねつ造する）疾患であり，要するに作為病である．このような異常行動は，病者の役割を演じて周囲の人々からの同情や注目を得たいという心理的欲求が動機となっている．虚偽性障害患者が求めているものは，金銭や補償などの外的報酬ではない．

　身体的徴候・症状が優勢な場合は，ミュンヒハウゼン症候群と呼ばれ，これは18世紀の実在の人物である「ほら吹き放浪男爵」の名前に由来する．また，患者自身にではなく，自身の子に病気をねつ造することで「病気の子を持っている可哀想な親」を演じている場合には，代理人による虚偽性障害（代理ミュンヒハウゼン症候群）と呼ばれ，幼児虐待の側面を持つことがある．

5 虚偽性障害における身体症状

消化器系: 腹痛, 嘔気, 吐血
呼吸器系: 喀血, 呼吸困難, 肺塞栓様症状
心血管系: 胸痛, 動悸
神 経 系: てんかん, 筋力低下
内分泌系: 低血糖, 甲状腺機能亢進
泌尿器系: 腎結石疝痛発作, 血尿
感染症系: 菌血症, 熱発
筋骨格系: 自傷行為
血 液 系: 貧血, 出血傾向
　　　→あらゆる身体器官が標的となり得る

(Huffman JC, et al. Gen Hosp Psychiatry. 2003; 25: 358-63)

　心理的徴候・症状のみを呈する虚偽性障害患者はまれであり, 多くの患者は身体的徴候・症状を産出する. 患者の医学的知識, 教養, および想像力に応じて, すべての身体器官が標的になり, 様々な徴候・症状が産出される. 例えば, 医療関係者の観察下でのみ筋力低下や呼吸困難を装う, 体温計を不正操作し熱発を装うなど, 身体機能は正常なのにも関わらず異常があるように振る舞うことがあげられる. 虚偽性障害患者は病者を演じたい気持ちが非常に強いため, 自己結紮による四肢の腫脹, 皮膚自傷など自分自身の体を傷つけてしまうことさえ厭わない. また, エピネフリンやインスリンなどの医薬品を自己投与し冠血管攣縮や低血糖発作などの重篤な身体症状を引き起こす患者も存在する.

11. 痛みと虚偽性障害

6	**虚偽性障害における問題行動**

入院することに執着する
夜間や休日に来院する
進んで侵襲的検査や治療を受けたがる
検査結果が陰性と明らかになると症状を一新する
医療者を無能と非難，罵しる
特別な患者として扱われたがる
一旦入院すると，要求がましく扱いにくくなる

(井上令一, 他訳. カプラン臨床精神医学テキスト.
メディカル・サイエンス・インターナショナル; 2002)

　虚偽性障害患者の目的は病者の役割を演じることなので，入院することに患者は執着する．そのため，この疾患に対する知識や経験が浅いスタッフしかいない夜間や休日などの時間帯を狙って救急外来に来院することが多い．一旦入院すると，進んで侵襲的検査や治療を受けたがるが，検査の結果が陰性と明らかになるにつれ，新しい症状を次々と産出する．また，医療者を無能と非難したり，訴訟を起こすと罵ったりして要求がましく扱いにくい患者となる．特別な患者として扱われたがり，病棟スタッフや他の入院患者との対人関係で不適切な怒りを爆発させたりすることもある．彼らは時間経過と共に，入院や治療が必要な障害の診断名を熟知し，経験のある医師でさえだまされるような優れた病歴や症状を作り出すようになる．

7 虚偽性障害の病因

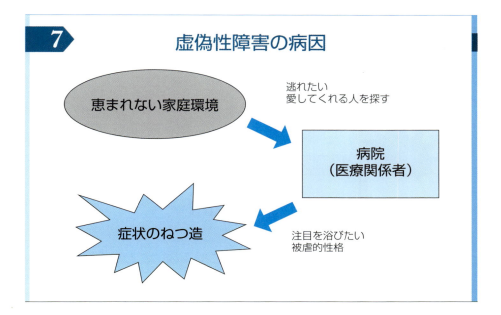

　虚偽性障害患者における病者の役割を演じたいという動機の明確な原因は不明である．しかし，虚偽性障害患者の多くは幼少時に両親からの虐待や別離を経験しており，現在の不幸な状況から逃避するための手段として，自分を愛して世話をしてくれる人々を見出そうとする．医師や看護師をはじめとした医療機関のスタッフは，総じて病者に対して献身的であることから，虚偽性障害患者の標的になりやすい．また，対人関係の不安定さや他者からの賞賛の要求などから，境界性・自己愛性パーソナリティ障害が背景に存在するとも考えられている．

11. 痛みと虚偽性障害

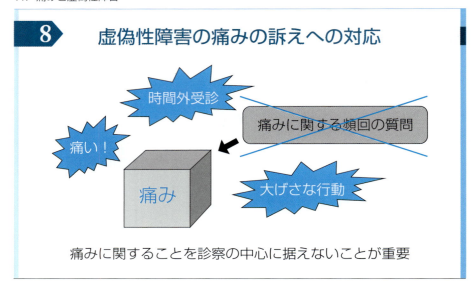

虚偽性障害患者の多くは，症状の一つとして痛みを訴えて医師の下にやってくる．虚偽性障害患者は，様々な身体的徴候や症状をねつ造し訴えるが，痛みに関してはねつ造されたものか否かは不明である．なぜなら，痛みとは痛みを感じている患者本人にしかわからない究極的に主観的な不快な感覚および情動であるため，客観的に直接評価することはできないからである．虚偽性障害患者は自傷行為を起こすことが多いため，それに起因する器質的病変による痛みはある程度存在することも当然あり得る．オペラント条件付け認知行動理論では，痛みは学習される行動であり，学習を強化するような刺激（すなわち，痛みに関する質問）を頻回に行うことは痛み行動を強化することに繋がる．そのため，痛みが作り出されたものか否かに関わらず，痛みに関することを診察の中心に据えないことも重要である．

9 身体症状症と詐病との鑑別診断

	ねつ造	外的利得	侵襲的治療願望
身体症状症	×	×	○
詐病	○	○	×
虚偽性障害	○	×	◎

　身体症状症とは，医学的所見によって説明できない身体症状からなる障害であり，その発症には心理的・社会的背景因子が重要な役割をもつ．周囲の人々や医療関係者から面倒をみられたい，同情を得たいという無意識の「病者願望」は虚偽性障害と共通している．しかし，出現した身体症状は意図的に作り出されたものではない．

　虚偽性障害と詐病の違いは，外的利得の有無である．詐病者は，金銭的報酬，不快な現状からの逃避，薬剤の入手などの現実的で明らかに確認可能な目標（外的利得）を持ち，意図的に症状や徴候を産出している．一方，虚偽性障害患者には，基本的に外的利得は存在しないが，病者の役割を演じて周囲の注目や同情を受けたい欲求が非常に強い．そのため，自ら進んで侵襲的検査や治療を受けたがる．中には四肢切断をしてもらうために，自分自身で感染を引き起こす患者さえいる．虚偽性障害患者は自分自身で作り出した二次的な損失よりも，病者の役割を演じることを優先する．一方，詐病者は虚偽性障害患者のようなレベルの疾病を作り出すことはなく，侵襲的検査や治療を受けたがらず，二次的損失が外的利得を上回ることはない．また，虚偽性障害患者は医学的知識に，詐病者は法律的知識に熟知していることが多い．

虚偽性障害の罹病率

対象	罹病率	出典	
慢性痛患者	0.14%	Fishbain DA	Clin J Pain 1991
神経内科入院患者	0.30%	Bauer M	J Nerv Ment Dis 1996
精神科紹介患者	0.80%	Sutherland AJ	Psychosomatics 1990
「CRPS」患者	9.80%	Mailis-Gagnon A	Clin J Pain 2008

　虚偽性障害患者の社会的背景因子を調査した研究によれば，好発年齢は20歳代であり，男性よりも女性に多い．また，約半数の患者は医療関係の仕事に就いていた．一般人口における虚偽性障害の罹病率は不明であるが，特定の疾患や状況での罹病率を調査した報告は散見される．慢性痛患者，神経内科入院患者，他科から精神科への紹介患者，複合性局所疼痛症候群（complex regional pain syndrome：CRPS）として紹介された患者の虚偽性障害の罹病率はそれぞれ0.14％，0.3％，0.8％，9.8％である．このように，背景に存在する疾患や状況により虚偽性障害の罹病率は異なる．

11 「治療」から「対応」，「管理」へ

虚偽性障害に対する効果的な特定の医学的治療法はない

（井上令一，他訳．カプラン臨床精神医学テキスト．
メディカル・サイエンス・インターナショナル；2002）

虚偽性障害に対する効果的な治療のエビデンスはない

（Krahn LE, et al. Am J Psychiatry. 2003; 160: 1163-8）

虚偽性障害は，いわば治療者をだますように仕組まれていることを考えてみると，「虚偽の症状を治療する」ということ自体に矛盾がある

（西松能子．臨床精神医学講座．中山書店；1998）

→「治療」よりも，患者に対する「対応」，「管理」が重要になる

　一般的に虚偽性障害の治療は困難であり，効果的な特定の医学的治療法はない．よって，治療の最初の目標は医師が早期にこの病態を認識し，患者に対する有害な検査や処置を減らすことである．また，虚偽性障害患者の徴候や症状は医療関係者をだますように仕組まれていることを考えると，「虚偽の徴候や症状を治療する」ということ自体に矛盾がある．よって，虚偽の徴候や症状を治療するのではなく，このような患者への対応と管理に焦点を置くことが重要になる．

　虚偽性障害患者は様々な徴候や症状を産出して複数の診療科を受診し，多くの医療関係者と接触することが多いため，医療関係者間で情報を共有し，対応や管理方針についての意見を統一すべきである．また，医療チームメンバーが同じ患者対応プランを持ったら，スタッフの入れ替えは最小限にすべきである．また，虚偽性障害患者の異常な行動や言動により，患者に接する医療関係者は患者に対する怒りや嫌気などの陰性感情を持ってしまうことがある．よって，この普通ではない異常な病態についての説明を医療関係者に十分に行い，ケアを行うことも大切である．

11. 痛みと虚偽性障害

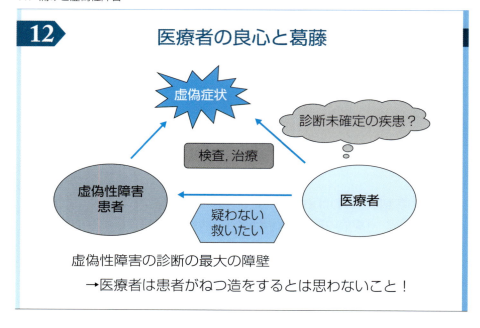

12　医療者の良心と葛藤

虚偽性障害の診断の最大の障壁
→医療者は患者がねつ造をするとは思わないこと！

　患者が症状を訴え医師の下に来院したとき，医師はその症状が診断未確定の疾患によって引き起こされていると考える．そして様々な検査を行い，原疾患を明らかにしようと努力する．しかし，虚偽性障害患者は病者の役割を演じるために虚偽の症状を産出している．一方，医師は患者の訴えを疑うことなく信じており，まさか患者がそのような症状のねつ造をしているとは思わない．虚偽性障害の診断の最大の障壁の一つは，医師は患者が虚偽の症状産出をしているとは思わないことである．

　たとえ患者による症状の意図的な産出の事実を明らかにできたとしても，医師は患者を虚偽性障害と診断することへのためらいがある．また，一度この病名をつけてしまうと，患者の身体的な症状の訴えは真の原因がないものとされ，真の身体疾患が生じたときに精査されない可能性が生じることも医師が虚偽性障害の病名をつけることを躊躇する一因かもしれない．

　虚偽性障害と診断する証拠として，症状を説明することができない不可解な検査結果や信じがたい病歴などがあげられる．最も有力な証拠は，虚偽を産出するために使用された器具や薬剤が患者の部屋や所有物から発見されることである．しかし，近年の患者の権利やインフォームド・コンセントの確立により，このような手法を積極的に行うことは難しい．

〈境　徹也〉

12 ● 精神科医から見た慢性痛

1 精神科医から見た慢性痛

　精神科の診断基準は ICD-10・DSM-5 の 2 つが汎用されており，これらに書かれた診断基準に患者の症状が合致するかを検証していく手法を『操作的診断』と言う．統合失調症をはじめとした多くの精神疾患において，経験を積んだ精神科医がこの『操作的診断』で判断を誤ることはさほど多くない．しかしながら，その診断の妥当性に関しては，充分細やかな診断基準が精神科医を正しい診断に導いているわけではない．精神科医が患者を評価する視点を研ぎ澄まし，精神科医の心のモニターに映る患者像を評価し，その思考過程を診断基準と照らし合わせていくことで初めて正しい診断が成立する．

　痛みに関連する情動反応をスコア化する評価法が多用され，それらを紹介する新たなガイドラインや報告が発表されている．その各々を否定するつもりは全くないが，慢性痛患者の精神症状を一概にスコア化・キーワード化・ガイドライン化して考えるのは間違いである．痛みを診療する医療者が，個々の患者へのテーラーメイドな対応を疎かにしてスコアを用いて患者評価と治療内容を画一化しては，医原性の慢性痛患者となりかねない．当セクションでは，心をどのように研ぎ澄ますのかを紹介する．

12. 精神科医から見た慢性痛

2　症例

症例: 74 歳　男性
主訴: 右拇指・示指のしびれ・痛み
現病歴:

X 年 3 月　右手痺れ症状で A 大学附属病院に救急搬送. 左被殻出血と診断された.
　　　　　保存的治療で 5 日間入院し, その後 B 病院へ転院となった.
X 年 4 月　B 病院内科退院となった. この頃より右手の痛みが出現した.
X 年 7 月　B 病院内科よりプレガバリン 150mg 処方される.
　　　　　しかし副作用でふらつきが強く 4 日で内服中断となった.
X 年 8 月　B 病院整形外科紹介受診.
　　　　　プレガバリン 150mg 内服再開したが, 痛み・痺れは寛解しなかった.
X 年 8 月　本人・家族の希望で, B 病院整形外科より当科紹介受診となった.

痛みの性質・神経所見など

痛みの性状: びりびりするような痛み, 増悪因子: 冷たいものを触る
最も痛いときの痛み: VAS 75/100, 普段の痛み: VAS 60/100
神経所見: 両側上肢・下肢とも MMT 5, Sleep: 熟眠感はないが眠れている

　症例を提示する. 具体的な問診・診断・治療の流れを通して, 慢性痛患者の精神症状の見方を考えていく.

　まず, 現病歴にある通り, 左被殻出血とそれに続発する痛みがポイントである. 明らかな器質因子および痛みの性質などから（中枢性）神経障害性疼痛と診断するのは容易であり, プレガバリン投与も妥当と判断できる.

3 症例

既往

- 左被殻出血（X年3月）
- 糖尿病
- 心房細動（ワルファリン内服中）
- 狭心症
- 胃潰瘍／十二指腸潰瘍（30年前手術）

> 自信喪失・希死念慮だからうつ病？
> （この半年，精神科受診歴あり）
> うつ病からくる痛みも？
> ↓
> パロキセチン？

現病歴および診察時現症

被殻出血後，今まで見られなかった精神症状が多数出現している．

まずは希死念慮が出やすくなった．前医の『夜眠れなくなってしまうため，朝起床後は夕方まで寝ないように』と言われたことがショックで道路に飛び込もうと思ったなど，やや短絡的な思考が散見する．

また，かわいい孫には会いたいけれど会いたくない（自分のこんな姿を見られたくない）と言うコメントあり．『以前の毅然とした自分と比べてしまうため』と，その理由は了解可能だが，診察中，3〜4回ほど情動失禁し，涙をボロボロこぼしている．

抑うつ気分（－），意欲減退（－），自信喪失（＋＋／対孫のみ），易疲労感（±），興味関心の喪失（±），注意集中困難（－），情動統制不良（＋＋），希死念慮（＋），思考抑制（－），食欲減退（－），睡眠障害（±），不安焦燥（±／指が動かなくなったらどうしようと考えてしまう．『指を切ってくれ』『自分が情けない』『こんな人間だったかなぁ』などコメントあり）

しかし，その後出現する多様な精神症状に，当時の担当医も大きく悩まされたと察する．

まずは希死念慮に関してである．患者の体験行動からは，確かに希死念慮を認める．ただ，その経緯にはやや違和感が残る．主治医より注意されたことがきっかけで『道路に飛び込もうとする』衝動をどうとらえればよいか．

また，孫の話題になって涙する姿にも違和感がある．「目に入れても痛くない程かわいい孫だ」という点を差し引いても，数分間の診察で3回も4回も情動失禁するのは，適度な範疇であろうか．

また今回のエピソードを契機として，精神科通院歴もあった．自信喪失・希死念慮からうつ病と判断され，SSRIまで処方されていたようであるが，この既往歴をどうとらえるべきか．

12. 精神科医から見た慢性痛

4 ▶ 精神疾患の安易な診断は危険

> 臨床的所見やキーワード，アンケートスコアなどだけで精神疾患を診断するのは危険

精神科にコンサルトする前に…

> ①質問票によるスコア化評価も確かに有効だが，個々の Case をテーラーメイドで診察する．
> ②診断は二の次．心を研ぎ澄まして患者の言動と心の反応を感じる．

　冒頭でも示した通り，臨床的所見をキーワード化・スコア化し，精神疾患を画一的に診断するのは大変危険である．

　一点結論を述べるなら，この患者は「うつ病」ではない（アセスメント後述）．なぜ，そのような診断になってしまったのか．それは，「希死念慮」⇒「うつ病」という安易なキーワード化で，当症例をテーラーメイドに考察しなかったことが原因である．

　昨今の精神科領域では，HAD 尺度，BDI テストなど，非専門家でもスコア化できるツールがありふれている．しかしながら，当症例に必要なのは安易な診断ではなく，「心を研ぎ澄まして」患者の言動と心の状態を感じることである．それによって，診察医の心のモニターが患者の心の状態を察知し，そこに診断基準が重なることで，自ずと正しい診断・治療へと結びつく．

5 ▶ 心を研ぎ澄まして感じる貴重な患者情報

できるのに甘えてくる……………………依存・退行
食事介助を要求し箸も持たない…………依存
言葉遣いが乱暴で，威嚇もあり…………人格の未熟さ・攻撃性
何だかつかみどころがない………………分裂病質人格障害？
わざとやってるような感じ………………アピール？　自己愛？
スタッフを持ち上げるような態度………理想化（こきおろしを予測する）
何度言っても，忘れてしまう……………記銘力障害，認知・思考障害
突然怒り出す………………………………易怒性，易刺激性，情動統制欠如，
　　　　　　　　　　　　　　　　　　　人格レベル低下
医療スタッフの前でのみ症状が出る……ヒステリー

　医療者が「心を研ぎ澄ます」ことのメリットは何か．それは，上記のように診察外での患者情報が得られること，そしてそれが正しい診断・治療に繋がることである．精神科診断・治療においてはむしろ，この診察外の情報が貴重な診断材料になることが少なくない．

　例えば，「病院スタッフを持ち上げるような態度」という患者を診て感じる医療者側の評価については，医療者の心が研ぎ澄まされていなければ，患者の慇懃無礼さに対する単なる「不快感」で終わってしまう．しかし，医療者が心を研ぎ澄ましてモニタリングをしているならば，その患者の様子から「理想化があるのでは」，「心的刺激への患者の情動統制はどうだろう」と考察が進み，その後，顕在化してくる医療者への「反発的な態度や怒り感情」も想定できる．こういった考察が，診断・治療に補助的に役立つのである．

12. 精神科医から見た慢性痛

6 ▶ 診断に役立つ心モニター

医師：「今日の日付けは何月何日
　　　ですか？」

　　　　　　　　　　　　　患者：「えーっと….（家族に向かっ
　　　　　　　　　　　　　　　　て）何日だっけね？」

医師：「ご家族に聞いちゃダメで
　　　すよ．日付けわかりますか？」

　　　　　　　　　　　　　患者：「今日は新聞を見てこなかっ
　　　　　　　　　　　　　　　　たし…もう引退してるし，あまり
　　　　　　　　　　　　　　　　日付けを気にしない生活をしてい
　　　　　　　　　　　　　　　　るもんでね…」

医師：「なるほど．では，カレン
　　　ダーを見て答えてみましょうか．
　　　どうぞ」

　　　　　　　　　　　　　患者：「急に聞かれてもわかんない
　　　　　　　　　　　　　　　　よ！」

　別の例を示す．これは，精神科の認知症外来でよく目にするやりとりである．
　日付けを尋ねる主治医に対し，家族にいやいや連れてこられた患者が「私は病気
じゃないのに連れてこられた」とぶつぶつ文句を言いながらも，しぶしぶ主治医の
問診に応じている，という光景である．
　さて，日付けの確認は，見当識障害「あり」「なし」という二者択一を見極める
ためだけの問診に過ぎないのであろうか．そうではない．診察医が「心を研ぎ澄ま
している」ならば，患者が家族に助けを求める行為や，日付けが言えないことへの
羞恥心・言い訳，さらには唐突に怒り出すことすらも，診断に結びつく情報として
収穫できる．

7　見当識の確認だけでも…

羞恥心　記銘力障害のごまかし・言い訳.
「今日は新聞を見てこなかったから」「もう引退したから」
　　　⇒自身の記憶障害を隠そうとする羞恥心であり，前頭葉機能が保
　　　　たれる．初期アルツハイマー型.

依存性　付き添い家族の方を振り向いて代弁を要求する.
　　　⇒ Head-turning sign．アルツハイマー型に多い依存性．進行性核
　　　　上性麻痺などでは見られない.

発動性　課題に対して真摯に取り組んでいるか？
　　　⇒考えること全体に対する無関心さを評価．前頭側頭型，進行性
　　　　核上性麻痺に見られる.

（福井俊哉. 症例から学ぶ戦略的認知症診断. 南山堂）

医療者の心を研ぎ澄ましてモニタリングした結果の問診情報を解説する.

まずは「新聞を見てこなかった」などの言い繕いは，羞恥心の表れである．前頭葉機能が保たれており，初期のアルツハイマー型認知症には典型的と言える．次に「家族に尋ねる行為」は，Head-turning sign と呼ばれ，これもアルツハイマー型認知症にしばしば観察される他者への依存性の所見（行為）である．アルツハイマー型認知症以外の認知症ではあまり観察されない.

さらには患者の発動性（自発性）も評価できる．「問診上の課題に対し真摯に取り組んでいるか」「安易に『わからない』を連発していないか」などを評価することが大事であり，この症例では「急に聞かれてもわかんないよ！」と怒っていることから，問題に対し真剣に取り組んでいることがわかる．もし発動性が下がるなら，真剣さは欠如し，「考え不精」となり「無関心」となる．進行性核上性麻痺や前頭側頭型認知症でしばしば見られる.

以上より，医療者の研ぎ澄ました心によるモニタリングが速やかかつ正確な診断と，それに続く治療方針の決定につながることが理解できたと思う.

12. 精神科医から見た慢性痛

8 ▶ 症例

既往

- 左被殻出血（X 年 3 月）
- 糖尿病
- 心房細動（ワルファリン内服中）
- 狭心症
- 胃潰瘍 / 十二指腸潰瘍（30 年前手術）

現病歴および診察時現症

被殻出血後，今まで見られなかった精神症状多数．

まずは希死念慮が出やすくなった．前医の『朝起床後は夕方まで寝ないように（夜眠れなくなってしまうため）』と言われたことがショックで道路に飛び込もうと思ったなど，やや短絡的な思考あり．

また，かわいい孫には会いたいけれど会いたくない（自分のこんな姿を見られたくない）と言い，その話しを繰り返す．『以前の毅然とした自分と比べてしまうため』と，その理由は了解可能だが，診察中，3 ～ 4 回ほど情動失禁し，涙をボロボロこぼしている．

抑うつ気分（−），意欲減退（−），自信喪失（＋＋ / 対孫のみ），易疲労感（±），興味関心の喪失（±），注意集中困難（−），情動統制不良（＋＋），希死念慮（＋），思考抑制（−），食欲減退（−），睡眠障害（±），不安焦燥（± / 指が動かなくなったらどうしようと考えてしまう．『指をきってくれ』『自分が情けない』『こんな人間だったかなぁ』などコメントあり）

ではもう一度，心を研ぎ澄まして先ほどの症例提示を振り返る．

まず希死念慮に関しては，その経緯にやや違和感が残る点を前述した．「道路に飛び込もうとする」行為は，キーワードだけを追えば「希死念慮」⇒「うつ病」となってしまう．しかし，その希死念慮のきっかけが「主治医より療養上必要なことを指示されただけ」である点に注目しなければならない．希死念慮の理由としては，あまりにも切迫感が釣り合わずギャップがある．これは希死念慮ではなく，「認知機能の障害」および「短絡的な行動化（性格変化）」ととらえるべきであろう．こう考えると，キーワード的な「うつ病」診断は，鑑別にすら上がらない．

また，孫の話題で涙する姿の違和感も前述した．繰り返しの同じ話題（孫）にも関わらず，そのたびに何度も泣いている（→情動失禁）ことを，患者の精神症状として感じ取らなければならない．キーワード的には「自信喪失」と「情動失禁」であるが，その背景は情動統制不良（脳血管障害性の精神症状に特徴的である．情動失禁は脳血管性認知症の典型症状）であり，あらゆる精神症状を修飾している．

9 症例

既往

- 左被殻出血（X年3月）
- 糖尿病
- 心房細動（ワルファリン内服中）
- 狭心症
- 胃潰瘍/十二指腸潰瘍（30年前手術）

現病歴および診察時現症

被殻出血後，今まで見られなかった精神症状多数．

まずは希死念慮が出やすくなった．前医の『朝起床後は夕方まで寝ないように（夜眠れなくなってしまうため）』と言われたことがショックで道路に飛び込もうと思ったなど，やや短絡的な思考あり．

また，かわいい孫には会いたいけれど会いたくない（自分のこんな姿を見られたくない）と言い，その話しを繰り返す．『以前の毅然とした自分と比べてしまうため』と，その理由は了解可能だが，診察中，3〜4回ほど情動失禁し，涙をボロボロこぼしている．

抑うつ気分（−），意欲減退（−），自信喪失（＋＋/対孫のみ），易疲労感（±），興味関心の喪失（±），注意集中困難（−），情動統制不良（＋＋），希死念慮（＋），思考抑制（−），食欲減退（−），睡眠障害（±），不安焦燥（±/指が動かなくなったらどうしようと考えてしまう．『指をきってくれ』『自分が情けない』『こんな人間だったかなぁ』などコメントあり）

この症例は，抑うつ状態で近医精神科を受診していた．詳細は精神科の専門書に譲るが，当症例はうつ病に見られる抑うつ気分や意欲減退などの主症状に乏しく，うつ病と診断するには早計である．ここでの教訓は，精神科を受診していたことは診断のキーワードとして大事であるものの，それを先入観とせず診断も鵜呑みにしないことである．精神科診断は，外因性精神疾患⇒内因性精神疾患⇒心因性疾患（心理的反応）の順に診断していく．被殻出血という器質的要因は重大因子であり，外因性精神疾患を最後まで鑑別疾患として残しておくことの大切さも，当症例から学ばなければならない．

次に痛みにまつわる説明・コメントに関してであるが，「指が動かなくなったらどうしよう」という不安は了解可能である．痛みに翻弄され，不安感にさいなまれた結果，「指を切ってくれ」とまで懇願するのもある程度は了解可能である．であるが，「自分が情けない」，「こんな人間だったかなぁ」はいかがか．指にまつわる

話題としてはやや了解困難である．ここでのポイントは，MPQ（McGill Pain Questionnaire）で言うところの「affectiveness」寄りの表現が多発している点である．指の痛みの表現としてはかなり飛躍したこれらのコメントからは，情動統制不良が認知・思考を修飾していることが読み取れる．

　最後に，「『はったりを言っている』，『ほんとに痛いのか』って皆が思ってるかもしれない」と被害的自己関係付けのコメントが多数聞かれた．うつ病は，攻撃の矛先が自分に向く微小妄想（罪業妄想，貧乏／貧困妄想，心気妄想）が主体なので，被害妄想（自分以外の他人が悪い）の出現は稀である．よって，この点からも，当症例は内因性うつ病ではなく，被殻出血後の器質性障害と考えるのが妥当である．

10 時系列と処方

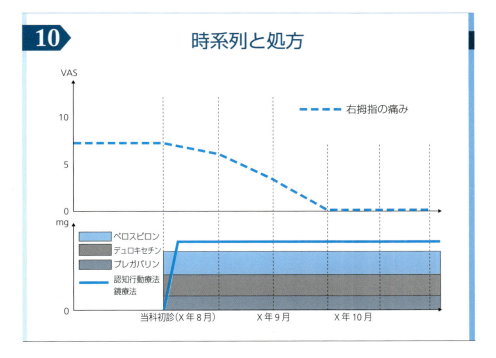

以上より，当症例は暫定的に，
- 器質性精神障害（ICD-10 F0）＝外因性精神障害
- 左被殻出血後の中枢性神経障害性疼痛

と診断される．

　当症例は，痛み・しびれのある右拇指・示指をかばい，手袋をはめて全く使わないようにしていた．そのため，「日常生活において，痛い指を過度に保護しないこと（患者への説明では，痛い指を他の指から仲間はずれにしないことと表現）」，「痛くても，左手と同じように右手を使ってあげること」を主軸とした認知行動療法を施行した．

　また，薬物療法はプレガバリンを主体とし，ペロスピロン，デュロキセチンなどを用いた．当症例のような高齢かつ器質性精神障害が明らかな場合にはベンゾジアゼピンに代表されるような Minor-Tranquilizer は準禁忌となるので，この点だけは注意したい．紙面の都合上，このような処方になった理由の詳細は省くが，内因性の被害妄想は呈していないものの Major-Tranquilizer は必要であり，副作用（錐体外路症状など）が比較的少ないペロスピロンを選択している．

12. 精神科医から見た慢性痛

11 "痛み" とは… "精神科的な評価" とは…

- 自身の心を研ぎ澄まして，問診を聴くのではなく感じること
- ガイドラインやアンケートスコアの点数は確かに重要だが，自身の心が感じた違和感を所見として大事にすること

正しい診断と正しい治療につながる

　慢性痛患者の精神科的診療において，なぜ，医療者が心を研ぎ澄ます必要があるのか，ご理解頂けたであろうか．

　「精神科はよくわからない」という先入観のもと，医療従事者は臨床所見のキーワード化，スコアー評価，ガイドライン評価を重視する傾向があるように思われる．もちろんそれらを否定はしないし，医療はエビデンスに基づいて，普遍性・再現性が高いものであるべきである．

　しかしながら，安易なキーワード化による診断は治療を遅らせるばかりか，医原性の慢性痛患者を作り出すことになりかねない．演繹的にスコア評価を 10 回行うよりも，ゆっくり時間をとり患者の言葉に耳を傾けることの方が，正しい診断・治療に繋がるということを，当症例を通してご理解頂ければと思う．診察医の研ぎ澄まされた心のモニターを先行させ，その上で診断基準やガイドラインを考察し当てはめてもらいたい．そういった地道な作業こそが，慢性痛治療においては求められる．

〈小暮孝道　住谷昌彦〉

13 ● Red flags の評価

1 Red flags の評価

慢性痛患者の診療の際に，レッドフラッグの発見の重要性と，その背後に潜む重篤な疾患について提示するとともに，それらの見逃しや誤診を生じてしまう診断時の認知の問題点についても考察する．

13. Red flags の評価

2 痛みの Red flags と Yellow flags

Red flags
器質的問題
重篤な病態の可能性

Yellow flags
心理的・行動的・社会的問題
回復を妨げる要因
（再発や慢性化等）

骨折などの外傷

悪性腫瘍

感染症・炎症性疾患

重篤な内臓疾患

重篤な神経症候　など

医原性因子（不適切な説明や治療など），
不適切な対処，悩み，抑うつ・不安，
不適切な信念（痛みに対する誤解など），
疼痛行動，家族関係，他の支援過多・
過小，疾病利得　など

　痛みの診療においては，レッドフラッグとイエローフラッグに注意を払う必要がある.

　レッドフラッグとは，痛みの発生原因となっている重篤な器質的病態をスクリーニングするための危険信号のことであり，イエローフラッグとは，痛みの回復を妨げ，再発や慢性化の要因となりうる心理・社会的問題の危険信号のことである.

　慢性痛の治療を行う際に，イエローフラッグに注意を払った対応を実施していくことの重要性は周知の通りであるが，痛みを訴えて受診する患者の初診時や，慢性痛に対する診療中の患者の痛みの悪化や別の痛みの発症時には，まず，器質的病因を念頭に置きながら，注意深い問診と身体診察によって，レッドフラッグを示す重篤な疾患や早急に専門的な治療が必要な疾患を見落とさないことが重要である. これらの疾患として，骨折などの外傷，悪性腫瘍，感染症や炎症性疾患，重篤な内臓疾患などが考えられており，万一発見された場合には，それらの病態に対する早急な対応が求められる.

3 腰痛における Red flags

●特異的腰痛（約 15%）と非特異的腰痛（約 85%）

特異的腰痛
（原因が特定できる腰痛）

・椎間板ヘルニア※
・脊柱管狭窄症※
・脊椎圧迫骨折
・感染性脊椎炎
・癌の脊椎転移
・内臓疾患

"Red flags"を
示す重篤な病態
（～5%）

※腰痛よりも，下肢症状（坐骨神経痛など）
　が主訴

🚩 チェックすべき危険信号

・発症年齢：＜20 歳，または，＞55 歳
・時間や活動性に関係のない腰痛
・胸部痛
・癌，ステロイド治療，HIV 感染の既往
・栄養不良
・体重減少
・広範囲に及ぶ神経症状
・構築性脊椎変形
・発熱

（日本整形外科学会, 他監修. 腰痛診療ガイドライン 2012. 南江堂; 2012）

（Deyo RA, et al. JAMA. 1992; 268: 760-5, Bogduk N, et al. Med J Aust. 2000; 173: 400-1）

　慢性痛の頻度の高い腰痛では，各国の診療ガイドラインの中で，重篤な器質的な病態を見逃さないためにチェックすべきレッドフラッグサイン（危険信号）があげられている．スライドの右記は日本国内の腰痛診療ガイドラインで提示されている確認すべき項目である．

　海外のプライマリケアにおける診断で，腰痛の原因は圧迫骨折 4%，悪性腫瘍 0.7%，また，感染性脊椎炎 0.01%の頻度であったことが報告されている．これらの診断で有用なレッドフラッグは，脊椎圧迫骨折の場合，高齢，ステロイドの長期使用歴，激しい外傷歴であり，複数のレッドフラッグにより診断の確率が高まる．また，脊椎の悪性腫瘍の検出のためには，悪性腫瘍の病歴が有用である．これらのレッドフラッグは偽陽性も多く，必ずしも重篤な病態を呈しているとは限らないが，もし，重篤な疾患が潜んでいれば，早急に専門的な治療が必要なことがある．そのため，常に注意を払い，これらのレッドフラッグを認めた場合には，詳細な痛みの問診と身体診察を実施し，追加の画像検査や血液検査などを検討すべきある．

13. Red flags の評価

4　症例1：85歳女性　腰痛

痛みの状態：就寝時に横たわる際や寝返りに強い痛みを生じる
　　　　　　特に起床後に激しく痛み，側腹部へも痛みを感じることがある
　　　　　　座っていたり，横になって寝ている時には痛みは少ない
身体所見：体幹可動時痛あり，両下肢の運動・感覚障害なし
　　　　　　SLR test 陰性，棘突起叩打痛なし，傍脊柱筋に圧痛あり

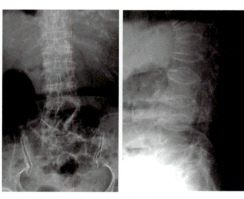

前医での腰椎X線画像

Q1. 考えられる痛みの原因は？
1. 陳旧性椎体骨折
2. 新鮮椎体骨折
3. 脊柱管狭窄症
4. 肋間神経痛
5. 筋・筋膜性疼痛
6. 非特異的腰痛
7. その他

Q2. 追加検査は？

　腰痛に潜むレッドフラッグを呈する重篤な疾患について提示する．

　85歳女性，主訴は起き上がり時の強い腰痛である．現病歴：畑仕事をした後から腰痛が出現し，普段から慢性の腰痛症で受診している近くの整形外科医に受診した．腰椎のX線撮影で陳旧性圧迫骨折を多数認めたが，以前と変化ないために，トリガーポイント注射が行われ，非ステロイド性消炎鎮痛剤（NSAIDs）が追加処方された．横になって寝ている時には痛みは少ないが，体動時の腰痛は改善せず，特に起き上がる時の激痛のため，寝たままの生活が多くなり，側腹部の痛みも出現し始めた．なんとかトイレや食事はできていたが，体動時の症状が改善しないため，2か月後に家族に連れられて他院を受診した．

　本症例において，考えられる痛みの原因となっている病態と追加検査について考えてみよう．

5　症例1：追加検査

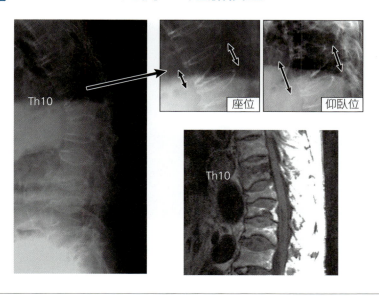

　次の病院では，高齢であること，腰痛の発症が畑仕事をした後からであることや，痛みの特徴として，体動時の痛みであり，特に起床時の起き上がる時に最も強く痛みを感じていたことから，新鮮な骨粗鬆症性椎体骨折を疑って，再度X線撮影を行い，MRIも予約した．前医のX線診断で明らかな異常を指摘されなかったことから，再検のX線撮影では下位胸椎を含める広い範囲で行い，さらに診断精度を向上するために，機能撮影として座位仰臥位姿勢での撮影を行うと，第10胸椎圧迫骨折が発見された．体幹装具装着を開始して，1か月後に疼痛は軽減し，鎮痛剤は減量でき元の活動レベルに回復した．

　レッドフラッグサインには，寝起き時などの体幹の体動時痛の増強は含まれていないが，脊椎脊髄を専門とする整形外科医によると，高齢者で比較的急性に本症状が出現した場合には，高度の外傷の既往がなくても脊椎圧迫骨折を疑うべきと考えられている．高齢者の診療の際に痛みの改善が認められない場合には，現状の治療を漫然と続けるだけでなく，骨粗鬆症に伴う骨折も念頭に置き追加検査を検討する必要がある．

13. Red flags の評価

症例 2：45 歳女性　背部痛

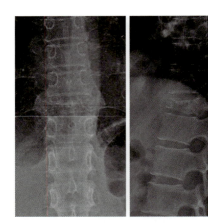
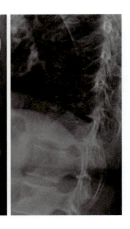

Q1. 疑うべき痛みの原因は？
Q2. 追加すべき下記の項目は？
　1. 問診　2. 既往症　3. 他の画像検査　4. 血液検査

　45 歳女性．主訴は安静時に持続する背部痛である．現病歴：以前から時々背部痛を感じていた．特に誘因なく体動時に背部の激痛を感じるようになり近医に受診した．X線検査で第11胸椎圧迫骨折を指摘され，体幹装具の装着を開始し，疼痛時の頓服用に NSAIDs が処方された．治療後2か月経過して，X線の機能撮影で骨折椎体は安定してきたため骨癒合が得られ始めたとの判断で追加検査はなかった．体動時の激痛は改善しており，痛みは徐々によくなるはずと言われたが，夜間の臥床時にも安静時痛が出現するようになり，心配になり他院へ受診した．

　前医のX線から疑うべき痛みの原因は何か．また，上記の項目において追加すべきことはあるか．

7 症例2：45歳女性　背部痛（つづき）

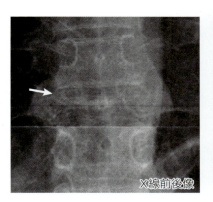
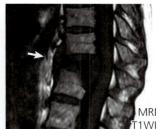
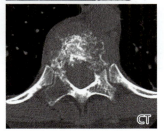

　患者は若年での椎体骨折であることに疑問を持ち，既往歴や内服薬について問診すると，数年前に乳癌の手術歴があることが判明した．前医のX線を見直すと，前後像で第11胸椎の右椎弓根陰影の欠損を認め，脊椎転移が疑われた．追加検査として，MRIとCTを実施した．MRIでは同椎体の輝度変化を認め，椎体後方へ転移巣の突出を認め，脊髄を圧迫していた．CTでは椎体から椎弓根へかけて溶骨性の骨破壊像を認めていた．

　前医に診断の経緯を確認すると，初診時のX線撮影前後像でも椎弓根陰影は欠損していたが気づいておらず，側面像のみで椎体骨折と即決し，定期的な画像検査はX線側面像のみの再検を行っていた．また，若年であることには気づいていたが，既往歴の確認には至らず，長引く腰痛は非特異的腰痛だろうと思い込んでいたため器質的病態に気づかなかったようである．

13. Red flags の評価

8 症例3: 86歳男性　腰痛

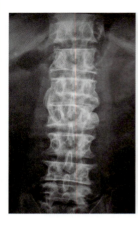
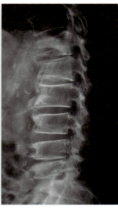

Q. 追加すべき下記の項目は？
  1. 問診
  2. 体幹装具装着
  3. 他の画像検査
  4. 身体診察
  5. 血液検査
  6. その他

86歳男性，主訴は長引く腰痛である．

現病歴：半年前から，特に誘因なく腰痛が出現したため近くの整形外科医を受診した．X線では，第12胸椎圧迫骨折が疑われていた．トリガーポイント注射，NSAIDsの内服や物理療法などの保存療法を行っていたが改善兆候が認められず，安静時痛も出現し始めていた．

次に，追加すべきことは何か．

9　症例3：86歳男性　腰痛（つづき）

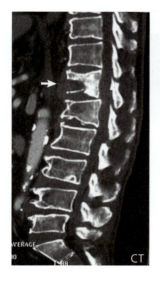
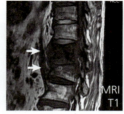
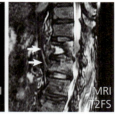
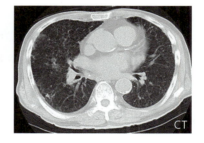

　追加検査として，CT，MRIが撮影された．CTでは，第12椎体前尾側の骨欠損を認め，椎体前方から尾側の椎間板にかけて軟部陰影の膨隆を認めた．MRIでは，第12椎体全体の輝度変化と内部に液体貯留があり，第1腰椎頭側へも輝度変化が拡がっていた．椎体終板の破壊像や椎間板内の変化は明らかでなかったが，感染性脊椎炎が疑われた．受診中の内科医から，炎症反応が高いことが指摘されたため，感染源の全身検査を施行したところ，胸部CTで粟粒結核が判明した．その後の脊椎検査で，結核性脊椎炎の診断となった．

　本例は，椎体骨折と感染性脊椎炎が併発していた稀な症例であった．初診時には発熱はなく，感染症が疑われにくく，圧迫骨折による活動低下が生じないように積極的に鎮痛療法が実施されていた．活動維持を目指すことは重要であるが，運動器の器質的疾患に伴う慢性痛の治療中には，定期的診察で疼痛評価を行い，改善しない場合や悪化する場合には，重篤な病態の有無について再評価することが重要である．

13. Red flags の評価

10 症例4: 84歳女性
右頸部から肩の痛み，小指のしびれ

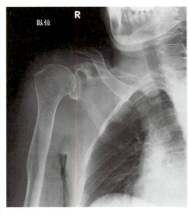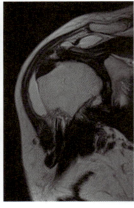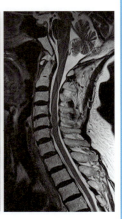

Q. どのような対処方法が適切か？
1. 頸椎牽引　　2. 肩関節注射　　3. 星状神経節ブロック
4. 問診と身体診察　5. 他の追加検査　6. その他

　腰痛以外の部位でもレッドフラッグを示す疾患が潜んでいることがある．慢性痛の頻度の多い頸部痛や肩こりに関連した症例を提示する．

　84歳女性，右頸部から右肩にかけての痛み，および小指のしびれである．現病歴：数年前から両肩痛に対して近医に通院加療中であった．約10か月前，右頸部から肩周囲の痛みが増強し，MRIの精査を行った．肩関節MRIで肩腱板断裂の診断を受け，鎮痛剤や注射の治療を開始した．その後，小指のしびれも感じ始め，頸椎MRIでは明らかな脊髄や神経の圧迫はなく頸椎症の診断となった．症状は改善せず，安静時の右肩周囲の痛みを感じるようになり，徐々に悪化し始めたため，他の整形外科も受診し，同様な診断で鎮痛剤が増量されていた．

　約1か月前から，右肩周囲から背部の安静時痛や違和感が強くなった．その時，通院中の整形外科で改めて身体診察すると，肩関節の可動域制限はあるものの，可動時の痛みはほとんどなく，頸椎の疼痛誘発テストは陰性で，上肢筋力や知覚の明らかな異常はなく，しびれを感じている領域は上肢の尺側であることから，MRI所見と矛盾していた．

11　症例 4：84 歳女性　右頚部から肩の痛み，小指のしびれ（つづき）

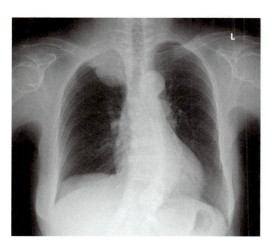

　胸部 X 線を撮影したところ，右肺尖部に結節性陰影を指摘された．総合病院に紹介となり，パンコースト型腫瘍の診断となった．

　以前の画像を見直すと，初診医での右肩関節の X 線像で既に右肺尖部に腫瘤性陰影が認められていたが，右肩の腱板断裂による痛みと思い込んでいたようである．肩関節の可動域制限はあったが，本人が最も困っていたのは安静時の痛みであった．患者としては，同じ治療が漫然と続いていたが傾聴してもらえず，症状も改善しないため不安となり，多数の病院を受診していたようである．

　本症例においては，安静時の痛みとその増強はレッドフラッグとして注意すべき徴候である．しかし，どの病院でも定期的な診察が行われず，痛みの増強は判断しにくかったと思われる．

　器質的問題がない慢性痛の患者が心理的問題で複数の病院に受診することもあるが，レッドフラッグを示す重篤な疾患に伴う慢性痛を抱えて受診している場合もあることを認識し，急性期の痛みが改善しない場合には定期的な受診を勧めて症状の変化を確認することと，前医の診断に依存しないように再度注意深い問診と身体診察を心がけるようにすることが重要である．

13. Red flags の評価

12　症例 5：72 歳男性　後頚部〜背部痛

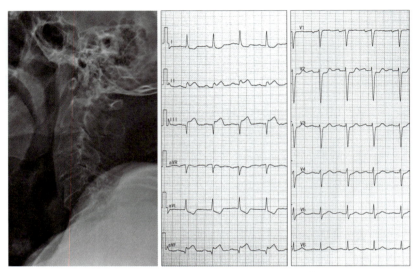

ECG 12誘導

　72歳男性，主訴は後頚部から背部痛である．現病歴：慢性経過の腰部脊柱管狭窄症で通院中であった．特に誘因なく，2日前から背部痛が出現し，後頚部から両肩甲部の違和感を訴えて，注射の希望で来院した．頚椎の可動性は良好で痛みの誘発はなく，四肢の機能は正常であり，頚椎の画像所見においても明らかな器質的異常はなかった．既往歴は高血圧と狭心症であった．頚部や肩に由来する痛みの訴えと異なると感じたため，再度詳細に問診したところ，痛みは安静時にも存在し，2日前から胸焼けや吐き気も感じていた．そのため心疾患を疑い追加検査を施行してみると，血液検査では，WBC：10940 ↑（正常範囲：3500-9000），CPK：264 ↑（24-200），AST（GOT）：50 ↑（4-40），ALT（GPT）：36（4-40），Troponin-T：陽性，心電図上 ST-T の異常を認め，内科に相談したところ，亜急性の心筋梗塞（下壁）の疑いの診断となった．循環器専門病院へ救急搬送となり，心臓カテーテル検査後にステント留置術が施行された．

13 ▶ 状況認識における問題

- Inattentional blindness（非注意性盲目）
- Cognitive fixation（認知的固着）

(Simons DJ, et al. Perception. 1999; 28: 1059-74)
(Fioratou E, et al. Anaesthesia 2010; 65: 61-9)

診断決定の思考プロセスの問題

Intuitive process（直感的思考）	Analytical process（分析的思考）
臨床経験に基づいた 迅速な，無意識的，文脈的思考	網羅的知識に基づいた 緩除な，分析的，意識的，概念的思考
効率的で迅速な診断ができるが，認知バイアスの影響を受けエラーを生じやすい	正確に診断できるが，知識がないとエラーしやすく非効率的で負担も大きい

　今回提示した症例の初診医に診断時の状況を聞くと，いずれの医師もレッドフラッグを伴う重篤な疾患について熟知していた．ではなぜ，今回のような診断の見落としや遅延を招いたかを考えると，まず，診察時の状況認識における問題があげられる．代表的なものに非注意性盲目と認知的固着がある．前者は，あることに意識を集中させると，集中してないことや予期しない事象が発生していても気づけない現象であり，後者は，一度ある概念に固着してしまうと，別の選択肢を思いつかなくなる現象である．これらの現象による潜在的限界が存在する．具体的には，痛みを訴える患者が受診した診療科の医師は自分の専門分野の疾患に集中して問診や身体診察，画像検査の情報収集を始め状況把握していくため，稀に遭遇するレッドフラッグを示す重篤な疾患に対して盲目になってしまう．そして，ひとたび診断するとそれ以外に考えが及ばなくなるという認知的問題が潜んでいる．

13. Red flags の評価

　次に，診断決定プロセスにおける問題があげられる．一般的に診断決定は，迅速かつ効率的で正確な診断を行うために，直感的思考と分析的思考の二重プロセスを使い分けながら実施されている．前者の直感的思考においては，無意識的に迅速で効率的に診断を行える反面，時間的制約，過疲労状態や非熟練などにより，認知バイアスの影響を受けやすく診断エラーを生じやすくなる．後者においては，網羅的知識に基づくことによって正確な診断が導ける反面，知識不足や器質的原因の不特定な病態では，検査の増加や診断の遅延などが懸念され，非効率的で無駄や負担が多くなり診断エラーを生じる可能性がある．

14 診断エラーに導かれる認知バイアス

- **Availability**
  記憶（臨床経験）から想定しやすい診断を行ってしまう傾向
- **Base rate neglect**
  疾患の真の頻度を無視して、非常に稀な診断を追求する傾向
- **Representativeness**
  特定の疾患に典型的と思われる事項に誘導されやすい傾向
- **Confirmation bias**
  診断の虚偽より自分の仮説（診断）をサポートする証拠を探す傾向
- **Premature closure**
  他の適切な考えの可能性なしで即決してしまう傾向

(Croskerry P. Acad Med. 2003; 78: 775-80)
(Norman G. Adv Health Sci Educ Theory Pract. 2009; 14 Suppl 1: 37-49)

　診断決定プロセスにおける診断エラーに導かれる認知バイアス（病態認識の誤りや偏り）は約30項目が報告されており，代表的なものとして上記の項目があげられる．なかでも最も影響を受けやすいものは，Premature closure（適切な臨床情報や検査が行われずに診断を即決してしまい，他の可能性のある疾患を考慮することを早期にやめてしまう傾向）と言われている．その他，慢性痛の診療の際には，Anchoring bias（患者を引き継いだ時，他の疾患の可能性を考えて適切な診察を行わずに前医の診断を信じてしまう傾向），Commission bias（早く治癒させたいという欲求の強い医師や患者の思いが，手術や注射などの治療行為を実施しやすい傾向）などにも注意を払っておく必要がある．

13. Red flags の評価

15 慢性痛の診断の際に

- 問診や他覚所見でレッドフラッグを示す重篤な疾患を除外するために，これらの疾患を理解しておく

- 診断エラーを減少させるために，洞察力の発展，鑑別診断の列挙，正確な知識の取得，バイアスに陥らないような特定のトレーニングやシミュレーション，予想できるバイアスを避ける訓練，仕事の簡略化と診断時の十分な時間の提供，説明の責任とフォローアップ，診断後のフィードバックなどの実施が勧められている

- レッドフラッグを示す重篤な器質的疾患がなければ，ペース配分を考えた運動療法を指導していく

〈川﨑元敬〉

14 ● 神経ブロック治療の適応と限界

1 症例1：急性増悪を繰り返す慢性腰痛①

54歳，男性．慢性腰下肢痛
5年前に腰下肢痛が出現し，L4/5の変性すべり症（Ⅰ度）と診断され，NSAIDsの効果が少なかったため，硬膜外ブロックを2回施行し，軽快した．
その後も，1～2年に1回ほど無理がかかった時期に痛みが増悪し，硬膜外ブロックで軽快していた．
今回，仕事で重量物を持つ時間が増え，右L5神経根症状（右腰臀部，下肢痛）が出現し，痛みのため体動不動になり，手持ちのNSAIDsが効かず，脂汗をかいて足を引きずりながら，外来を受診した．

2 デイスカッションタイム

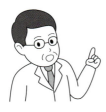

あなたは，この患者さんに今回，どのような治療がふさわしいとお考えでしょうか．

1. 弱オピオイドを処方して経過観察する
2. 硬膜外ブロックを行う
3. 神経根ブロックを行う
4. その他：手術を勧める，運動を勧めるなど

いろんな選択肢が考えられると思います．
考えてみましょう．

3　症例1：急性増悪を繰り返す慢性腰痛②

54歳，男性．慢性腰下肢痛
5年前に腰下肢痛が出現し，L4/5の変性すべり症（Ⅰ度）と診断され，NSAIDsの効果が少なかったため，硬膜外ブロックを2回施行し，軽快した．その後も，1〜2年に1回ほど無理がかかった時期に痛みが増悪し，硬膜外ブロックで軽快していた．今回，仕事で重量物を持つ時間が増え，右L5神経根症状（右腰臀部，下肢痛）が出現し，痛みのため体動不動になり，手持ちのNSAIDsが効かず，脂汗をかいて足を引きずりながら，外来を受診した．硬膜外ブロックを2回施行したが，効果不十分であるため，右L5の神経根ブロックを施行した．その後，仕事復帰，趣味のハイキングも可能となった．

4　神経根ブロック

障害部位を確認し，責任神経根を同定…
診断的治療と治療的な意義

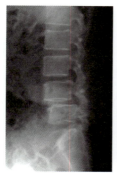
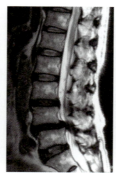
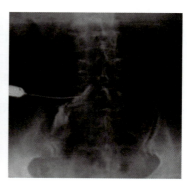

急性増悪を繰り返す慢性腰下肢痛

神経根性痛症に対する神経根ブロック（行うように推奨する）
- 日本整形外科学会：腰痛診療ガイドライン
- 日本ペインクリニック学会：インターベンショナル痛み治療ガイドライン

5 症例2：54歳女性　数年来の慢性腰痛①

不安障害で心療内科に受診歴あり．精査するも腰痛の原因不明
発達障害の子供を抱え，夫の理解やサポートが少ないなど，家庭でのストレスを抱えている．家事以外の時間は，腰を安静にしてベッドで横になっている．痛みのため友人との交流もできない．

治療歴　整形外科，麻酔科ペインクリニック
硬膜外ブロック　　　数回　1時間有効/病院出たら同じ
椎間関節ブロック　　2回　効果なし
仙腸関節ブロック　　3回　一時的やや有効かも？
両側L2神経根ブロック　2回　効果なし
椎間板ブロック　　　2回　効果なし

以前にも種々の鎮痛薬を処方されたが，どれも効かなかったので，ブロック治療を希望した．このぶんだと，硬膜外ブロックを毎週打つしかないと考えている．一方で，こんなに何も効かない腰痛に心も疲れ果てている．

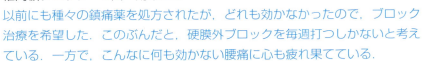

6 Q and A

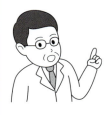

この患者さんの神経ブロックの適応について，どのように考えますか？（複数回答可）

【質問1：診断】
1. 診断的ブロックには，施行に問題なし
2. 診断的ブロック前に，何かすることがあったのでは？
3. どちらとも言えない

【質問2：治療】
1. 治療としての硬膜外ブロックの継続には問題なし
2. 治療としての硬膜外ブロックの継続には問題あり
3. どちらとも言えない

14. 神経ブロック治療の適応と限界

7 ディスカッションタイム

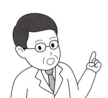

この患者さんには，どのようなアプローチが，必要でしょうか？

具体的に医療従事者として何をすべきか？
考えてみてください．

8 症例2：54歳女性　数年来の慢性腰痛②

不安障害で心療内科に受診歴あり．精査するも腰痛の原因不明
発達障害の子供を抱え，夫の理解やサポートが少ないなど，家庭でのストレスを抱えている．家事以外の時間は，腰を安静にしてベッドで横になっている．痛みのため友人との交流もできない．

痛みセンターに紹介され
1) 臨床心理士によるインテイク
2) 夫との面談
3) 運動療法の開始
4) ADL改善やQOL向上に目を向けた治療目標の設定
　　→6か月後には，夫と散歩や友人との食事を少し
　　　楽しめるようになった（運動による腰痛の軽減，痛み以外の視点）

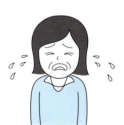

9　慢性痛の治療：神経ブロック治療の適応と限界

慢性痛

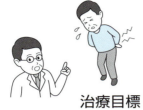
治療目標

ADL・QOLの改善，向上

神経ブロック治療の限界をふまえたうえで，治療の目標を設定し，急性痛とは異なり治療目標はADL，QOLの向上にあること，医療者，患者の治療目標の共有したうえで行う．

　急性痛，亜急性痛の治療は痛みのコントロールであるが，慢性痛の治療目標はADL，QOLの向上にある．痛みをとることだけが真の目標ではない．慢性痛に対するインターベンショナル治療においては，急性痛と異なり，治療目標はADL・QOLの向上にあるという，医療者，患者間の治療目標，認識の共有化が必要不可欠である．インターベンショナル治療の限界をふまえたうえで，治療計画，治療の目標を設定し，患者と治療目標を共有したうえで行うことが肝要である．

14. 神経ブロック治療の適応と限界

10 ▶ 神経ブロック治療の適応：急性痛と慢性痛

	急性痛	慢性痛	
		急性痛を繰り返す慢性痛，急性痛が遷延化した慢性痛	難治性慢性痛
痛みの原因	侵害受容器の興奮	侵害受容器の興奮	中枢神経系の機能変化心理・社会的因子による修飾
持続時間	組織の修復期間を超えない	組織の修復期間をやや超える	組織の修復期間を超える（3か月＜）
主な随伴症状	交感神経機能亢進（超急性期）		睡眠障害，食欲不振，便秘生活動作の抑制
主な精神症状	不安		抑うつ，破局的思考
神経ブロック治療の適応	あり	きっちりとした適応のもとに	適応外

（熊澤孝朗．"5 痛みの学術的アプローチへの提言"慢性疼痛はどこまで解明されたか．菅原 努, 監修. 昭和堂; 2005 より改変）

　慢性痛でも，急性痛を繰り返す慢性痛，急性痛が遷延化した慢性痛と中枢神経系の機能変化，心理・社会的因子による修飾を受け，抑うつ，不安障害，破局的思考の関与が高いものに分けられるが，後者は，ほぼインターベンショナル治療の適応外になる．インターベンション治療は急性痛，亜急性痛および慢性痛の前者が対象となる．

11 慢性痛患者に対する神経ブロック治療①

- 神経ブロック治療に際して重要なこと，どのような治療効果を期待しているのか把握すること
- 急性痛と同じような劇的な効果を過剰に期待する患者：いかなる治療でも劇的な改善を得ることは難しい
- 治療の限界をふまえたうえで，治療目標『ゴール』を設定し，患者，医師間で共有することが大切
- 何回も神経ブロックを漫然と行うことは避ける

慢性痛患者に神経ブロック治療を施行する場合重要なことは，患者がどのような治療効果を期待しているのか把握することである．

急性痛と同じような劇的な効果を過剰に期待する患者に対しては，いかなる治療でも劇的な改善を得ることは難しいこと，急性痛とは使用目的が異なることの患者教育も重要である．

治療の限界をふまえたうえで，治療目標『ゴール』を設定し，患者，医師間で共有することが大切．何回も漫然と神経ブロックを行うことは避けるようにする．

14. 神経ブロック治療の適応と限界

12 慢性痛患者での目標設定

- 個人的・社会的背景，何に困っているのか，どのような障害があるのか把握．慢性痛患者は「痛いから…できない」，「痛みさえなければ…」と思い込んでいる（Coping 能力の低下）
- 痛みの治療は，やりたいことをやって，QOL を上げるための手段です．もし痛みがなかったとしたら何がしたいですか？
- 病態は同じでも，患者にあった目標設定を行う（NBM）

　慢性痛での，神経ブロック治療の目標設定は，個人的・社会的背景，何に困っているのか，どのような障害があるのか把握し，もし痛みがなかったとしたら何がしたいですか？　と聞いてみるとよい．慢性痛患者は「痛いから…できない」と思い込んでいて,「痛みさえなければ…」と考えている．これらの質問から，患者にあった目標設定を行っていく．そうすると，慢性痛の治療は，QOL を上げることであるという説明も理解しやすくなる．

13 慢性痛患者に対する神経ブロック治療②

- **長期間の鎮痛効果の持続，**回数が少ないほど，必要最小限がよい！

- 薬物療法，理学療法などの非侵襲的な治療を優先，これらの治療で効果が不十分な場合，開始

- 短時間で効果が消失する場合，原則的に繰り返しの神経ブロックは施行しない

　慢性痛患者に神経ブロック治療は，長期間の鎮痛効果の持続が得られ，必要最小限で回数が少ないほどよい．

　薬物療法，理学療法などの非侵襲的な治療を優先，これらの治療で効果が不十分な場合，開始すること，短時間で効果が消失する場合，原則的に繰り返しの神経ブロックは施行しないことが基本である．

　神経ブロック後の予後，再発予防を考え，治療終了のタイミングを常に意識することに関して，効果がない神経ブロックを延々と続けることは避け，神経ブロックを何回施行するかなど治療計画をたて，他の治療を常に考慮しながら施行することも肝要である．

14. 神経ブロック治療の適応と限界

14 慢性痛患者に対する神経ブロック治療③

- 患者がどうしても神経ブロックの継続を希望する場合，患者の多くは，どんなに説明しても痛みの消失を目標にしがち
- 神経ブロックの継続は痛みの消失を目標とするのではないこと，合併症の危険性はなくなるわけでないこと…急性痛とは使用目的が異なることを患者教育する

　慢性痛患者がどうしても神経ブロックの継続を希望する場合，患者の多くは，どんなに説明しても痛みの消失を目標にしがちである．

　神経ブロックの継続は痛みの消失を目標とするのではないこと，合併症の危険性はなくなるわけでないこと，慢性痛の治療目標は ADL・QOL の向上にあること，いかなる治療でも劇的な改善を得ることは難しいことなど，神経ブロック療法も急性痛とは使用目的が異なることの患者教育も重要である．

15 "とにかく痛い!!" 訴えの連続

慢性痛患者では Coping 能力が低下している

- 「とにかく痛い」
- 「前はこんなんじゃなかったのに」
- 「痛いから何もできない」
- 「何もよいことがない，生きていても仕方ない」

- 「この痛みを何とかしてくれ」
- 「薬でも注射でも何か効くヤツがあるだろう」

- 「この痛みさえなくなったら何でもやる，できる」

　実際の臨床現場では，慢性痛患者は Coping 能力が低下しているため，"とにかく痛い!!" 訴えの連続で，「とにかく痛い」，「痛いから何もできない」，「この痛みを何とかしてくれ」，「この痛みさえなくなったら何でもできる」などと，訴え続ける場合が多い．

　このような場合，患者の痛み行動にひきずられて，治療目標は ADL・QOL の向上にあるという，慢性痛の治療目標を見失いかねない．

14. 神経ブロック治療の適応と限界

16 インターベンショナル治療の落とし穴

慢性痛患者：医療を含む外部環境に依存的になりやすい

「医療者＝治す人」「患者＝治してもらう人」という関係
➡ 痛み行動の強化，治療への依存につながる危険性

痛みに対処する能動的な姿勢がなくなる

➡ 患者の痛み行動にひきずられて，痛み行動を強化しないように
留意することが大事

　難治性慢性痛患者は，医療を含む外部環境に依存的になりやすい．インターベン
ショナル治療では「医療者＝治す人」「患者＝治してもらう人」という関係，受動
的な姿勢が痛み行動の強化につながり，痛みに対処する能動的な姿勢がなくなる危
険性があることに注意しながら行っていくことが肝要である．インターベンショナ
ル治療と痛み行動を強化しないように，繰り返し，治していくのは患者自身である
こと，医療者側はそれをサポートする立場であることを，繰り返し説明することが
大事である．
　患者の痛み行動にひきずられて，痛み行動を強化しないように留意しながら施行
することが大事である．

17 痛みのコントロールだけに目を奪われると

慢性痛 　　　　　　患者の痛み行動にひきずられて…

痛みのコントロール ＞ ADL・QOL の向上

真の治療目標を見失いかねない！

【一番悪い例】
目標設定があいまいで，患者の疼痛行動に医療者側が翻弄される．
患者の疼痛行動に操作される．ひきずられる．

　痛みのコントロールだけに目を奪われると，治療目標は ADL・QOL の向上にあるという，慢性痛の真の治療目標を見失いかねない．
　一番悪い例は，目標設定があいまいで，患者の疼痛行動に医療者側が翻弄され，患者の疼痛行動に操作されることである．

14. 神経ブロック治療の適応と限界

18 慢性痛に対して神経ブロック治療を行う時，医師は以下のことを考えて行うべき

1: 神経ブロック治療の結果，痛みばかりでなく，ADL, QOL のことを聞くように心がける

2: 神経ブロック治療を行いながら，患者の対処能力の向上のことを考える

3: 神経ブロック治療が，受動的な姿勢，痛み行動を強化しないように心がける

　慢性痛患者に神経ブロック治療を行う時，医師は，1) 痛みばかりでなく，ADL, QOL のことを聞くように心がけること，2) 治療を行いながら，患者の対処能力の向上のことを考えること，3) 神経ブロック治療が，受動的な姿勢，痛み行動を強化しないように心がけること，が大事である．

　患者・医療者間で，治療目標を明確に共有し，治療に対し依存的にならないよう注意して，日常生活の ADL 向上を図っていくこと．患者自身が主体的に治療に参加し，痛みに立ち向かうようになることが重要である．

　そのようにするためには，神経ブロック治療の前に患者の評価をしっかり行う必要がある．

19 ▶ 神経ブロック治療の前に

> 心理社会的背景を把握，心身両面から現在の心身の状態，ADL を評価し，適応を慎重に考える

- 怒り，医療不信，労災など疾病利得，身体表現性疼痛の要素，精神疾患，薬物依存の既往歴…適応を慎重に
- 家庭（結婚生活），成育歴，仕事上のストレス，人間関係，仕事の満足度など社会的因子も把握

　慢性痛の増悪や遷延化には，心理・社会的因子が深く関与していることが多く，侵襲的治療を行う前に，患者の精神医学的問題に関するスクリーニングを行うことは，治療成績を向上させる重要な治療の成功のポイントであると考えられる．

　身体活動の低下度（ADL・活動性の低下，不動，過活動の有無），心理的問題（抑うつ・不安，破局的思考の有無，発達障害などの精神科疾患），社会的問題（労働環境，労働条件，雇用形態，立場の喪失，労災補償，訴訟，補償問題の有無），家庭的問題（家族関係，家族の支援過多・過少など周囲の理解度）など本人を取り巻く社会環境の要因を把握しておくことが，肝要である．

　怒り（FBSS など），医療不信のある場合，理解力の少ない患者（IQ，認知能力が低い患者），労災などの疾病利得がある患者は適応を慎重にする．精神疾患，薬物依存の既往歴などにも注意を払う．

　家庭（結婚生活），成育歴，仕事上のストレス，人間関係，仕事の満足度，失職など社会・経済的因子も必ず問診で把握するようにする．

　身体表現性疼痛障害の要素の強い患者は侵襲的治療の適応は慎重になるべきである．禁忌と考えていい場合も多い．

14. 神経ブロック治療の適応と限界

20 慢性痛　神経ブロック治療介入のカギ

【医療の介入】漫然と繰り返すことはしない，回数，治療計画を
　　　　　　　決めて行う

> 患者の痛みに対する能動的な姿勢，対処（Coping）能力を大事にしながら
> 治療を行う．受動的にならないように！

> リハビリ，運動療法，認知行動療法の一環，スムーズな移行のために，
> 痛みの消失を目標とするのではなく，治療を継続でADLをどれだけ改善
> できるかに目を向けさせながら治療を行う．

　具体的には，回数を限って，患者の痛みに対する能動的な姿勢，対処（Coping）
能力を大事にしながら，患者が受動的にならないように，リハビリテーション（運
動療法，ストレッチ），認知行動療法的アプローチを考慮に入れて，施行するのが
望ましい．

　神経ブロック治療の介入は，依存に陥らないよう慎重な患者選択とともに，回数
を限るなど治療計画，治療契約をしっかり行い，患者の痛み行動にひきずられて神
経ブロック治療が，痛み行動の強化，治療への依存を生まないように留意する．

　痛みの消失ではなく，ADLをどれだけ改善できるかに目を向けさせながら，治
療の目標を設定し，患者と共有したうえで行うことが肝要である．

21 ▶ 身体の機能的な評価 理学療法士

- 慢性痛においては，どのような原因であれ筋肉への負荷のアンバランス，姿勢のアンバランス，筋肉の硬直などによる，筋筋膜性疼痛が起こる

- 様々な運動連鎖，顔面，頚部，肩，背部，上肢，腰部，下肢，の連鎖が起こってくることが多い

- 通常の診断に加えて，理学療法士による，姿勢，筋コンディショニング，関節の評価，機能的診断を行うことも望ましい

　慢性痛においては，どのような原因であれ筋肉への負荷のアンバランス，姿勢のアンバランス，筋肉の硬直などによる，筋筋膜性疼痛が起こる．様々な運動連鎖，顔面，頚部，肩，背部，上肢，腰部，下肢，の連鎖が起こってくることが多い．通常の診断に加えて，理学療法士による，姿勢，筋コンディショニング，関節の評価，機能的診断を行うことも望ましい．2次的な痛み，関連する痛みを見逃さないことも肝要である．腰下肢痛患者では，股関節治療や膝関節治療をしばしば同時に行わなければならない場合もある．その上で，今後どんな治療法に可能性があるのかを説明していくと治療がスムーズに行える．

14. 神経ブロック治療の適応と限界

22 ▶ 慢性痛における神経ブロック治療の立場

```
                    ┌──────────┐
                    │  薬物療法  │
                    └──────────┘
                          │
┌──────────┐      ┌──────────┐      ┌──────────┐
│  認知行動  │──────│ 痛み患者の │──────│  運動療法  │
│   療法    │      │   評価    │      └──────────┘
└──────────┘      └──────────┘
                          │
              ┌────────────────────┐
              │   神経ブロック治療    │
              └────────────────────┘
```

適応と限界を考えて上手に使っていく

　慢性痛患者はペインクリニックでのインターベンショナル治療に過剰な期待をよせていることが多い．Risk-benifit の説明をしっかり行い，医療者はあくまでも，患者自身が慢性痛に立ち向かう手助けをする立場であることを理解させ，治療のすべてを医療者側に依存する傾向が強い患者には，慢性痛とは何か，慢性痛の治療目標の説明，教育をしっかり行うことが肝要である．

　慢性痛の治療では，神経ブロックのテクニックが上手なだけでは不十分で，高い診断，評価能力と，他の治療手段に対する正しい知識が必要である．それらを兼ねそなえたうえで，初めて「上手なテクニック」が活きてくる．

　インターベンショナル治療の限界をふまえたうえで，回数を決めて治療計画，治療の目標を設定し，患者と共有したうえで行う．運動療法，認知行動療法的アプローチを考慮に入れ，主体性，対処能力の向上を大事にしながら治療を行う．このような基本的な考え方を身に付けていれば，ガイドラインなどを参考にしながら，個々の患者にあった治療を行っていけばよい．

〈福井　聖〉

15 ● 非がん性慢性疼痛へのオピオイドの使い方

1 はじめに

慢性腰痛に対してオピオイドを増量・長期投与しても意味のある有用性は期待できない…

(Shaheed CS, et al. JAMA Intern Med. 2016; 10; 1251)

認知行動療法は非特異的腰痛に有効な治療法である…

(Richmond H, et al. PLoS One. 2015; 10: e0134192)

認知行動療法と同様にマインドフルネスは慢性腰痛の治療に有効な手段である…

(Cherkin DC, et al. JAMA. 2016; 315: 1240-9)

　本邦においても，非がん性慢性疼痛（以降，慢性痛と略す）に使用可能なオピオイド製剤の選択肢が増え，非がん患者へのオピオイド治療が一般化してきている．しかしながら，オピオイド治療の高用量化，長期化などによって生じる深刻な問題も表面化しつつある．最近の報告では，慢性腰痛に対してオピオイドを増量・長期投与しても意味のある有用性は期待できないなどとの見解もある．そして，認知行動療法は非特異的腰痛に有効な治療法である，認知行動療法と同様にマインドフルネスは慢性腰痛の治療に有効な手段であるなどの報告も散見され，慢性痛に対するオピオイド治療の意義について議論が続いている．そこで，本稿では，慢性痛のオピオイド治療を行ううえで重要な情報を提供する．

15. 非がん性慢性疼痛へのオピオイドの使い方

2 各領域のオピオイド治療の考え方の違い

麻酔管理
（オピオイド除痛薬）

がん疼痛
（オピオイド鎮痛薬）

非がん性慢性疼痛
（オピオイド和痛薬）

　オピオイド鎮痛薬は使用される領域によってその使用目的，使用方法，問題点などは全く異なるものである．領域ごとにオピオイドの呼び名を分けて使用することで，慢性痛に対するオピオイド治療の理解が進むはずである．

　麻酔管理：オピオイド除痛薬．「除」という漢字は「取り除く」，「取り去る」などを意味するもので，術中の全ての侵害刺激を取り除くという麻酔管理の目的に見合ったものと言えよう．手術麻酔でのオピオイド治療の考え方は，術中に予想される様々な侵害刺激全てに対応するために必要な量のオピオイドを投与するということになる．

　緩和ケア：オピオイド鎮痛薬．「鎮」という漢字は，「鎮める」，「抑える」などを意味するもので，がん患者の身体的な痛みを鎮め，療養生活の質の向上に努めるという目的に見合ったものと言えよう．緩和ケアでのオピオイド治療の考え方は，眠気と痛みのバランスを評価しながら持続痛を十分に緩和し，突然に増強する痛みである突出痛にはレスキュー薬を使用して対応するというものである．

　慢性痛：オピオイド和痛薬．「和」という漢字は，「和らげる」，「穏やかにする」などを意味するもので，痛みを取り除くことではなく，和らげることが慢性痛にとって重要な目標であるということに見合ったものと言えよう．慢性痛に対するオピオイド治療の考え方で最も重要なことは，様々な問題が指摘されている長期処方に伴う諸問題による生活の質（quality of life: QOL）の低下を避けることであり，そのために重要なことが必要最小限のオピオイドの投与に留めるということである．

3 がん疼痛と慢性痛のオピオイド治療の違い

がん疼痛		非がん性慢性疼痛
積極的使用	位置づけ	最終的手段
痛みからの解放	使用意義	QOL，ADL の改善
中～長期	投与期間	短期（3 か月以内）に留める
経口剤，貼付剤，注射剤	推奨剤形	経口剤，貼付剤のみ
痛みが緩和される量 （上限なし）	投与量	必要最小限の量（上限有）
嘔気・嘔吐，便秘，眠気など	問題点	腸機能障害，性腺機能障害,鎮痛耐性，痛覚過敏，乱用・依存
短時間作用性（即効性）オピオイドを用いた積極的対応	突出痛への対応	非薬物療法による対応が推奨
がん疼痛の薬物療法に関するガイドライン 2014 年版（日本緩和医療学会, 編）	ガイドライン	非がん性慢性［疼］痛に対するオピオイド鎮痛薬処方ガイドライン（日本ペインクリニック学会, 編）

　多くの医療者が理解しなければならないことは，がん疼痛と慢性痛のオピオイド治療が，位置づけ，使用意義，投与期間，推奨剤形，投与量，問題点，突出痛への対応などは全く異なるということである．可能であれば，日本緩和医療学会が発表している「がん疼痛の薬物療法に関するガイドライン 2014 年版」と日本ペインクリニック学会が発表している「非がん性慢性［疼］痛に対するオピオイド鎮痛薬処方ガイドライン」を読み比べてほしい．

15. 非がん性慢性疼痛へのオピオイドの使い方

 ## 慢性痛に対するオピオイド治療の適応

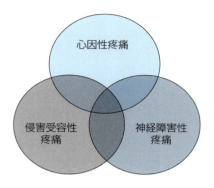

慢性痛に対するオピオイド治療は，いずれの患者にも適応されるものではなく，以下の基準を満たした患者に限定されるべきである．

1) 持続する痛みの器質的原因が明白である
2) オピオイド治療以外に有効な痛みの緩和手段がない
3) オピオイド治療の目的が理解できている
4) 薬のアドヒアランスが良好である（服薬尊守できること）
5) 薬物あるいはアルコール依存の既往がない
6) 心因性疼痛および精神心理的な問題・疾患が否定されている

　慢性痛は侵害受容性疼痛，神経障害性疼痛，心因性疼痛に分類されるが，明らかな心因性疼痛はオピオイド治療の適応とはならない．日本ペインクリニック学会による「非癌性慢性［疼］痛に対するオピオイド鎮痛薬処方ガイドライン」では，上記のような基準を満たした患者に限定されるべきであると述べている．

5 本邦で慢性痛に使用可能な オピオイド鎮痛薬

薬品名	商品名	効能・効果
トラマドール / アセトアミノフェン配合錠	トラムセット®配合錠	非オピオイド鎮痛薬で治療困難な非がん性慢性疼痛，抜歯後の疼痛における鎮痛
トラマドール速放錠 トラマドール徐放錠	トラマール®OD錠 ワントラム®錠	非オピオイド鎮痛薬で治療困難な非がん性慢性疼痛における鎮痛
ブプレノルフィン貼付剤	ノルスパン®テープ	非オピオイド鎮痛薬で治療困難な変形関節症，腰痛症に伴う慢性痛における鎮痛
コデイン	リン酸コデイン錠・散	疼痛時における鎮痛
モルヒネ	塩酸モルヒネ錠・末	激しい疼痛時における鎮痛・鎮静
フェンタニル貼付剤	デュロテップ®MTパッチ	非オピオイド鎮痛薬および弱オピオイド鎮痛薬で治療困難な中等度から高度の慢性痛における鎮痛

　オピオイド治療では，添付文書に記載された効能・効果，用量・用法を遵守されなければならない．本邦で慢性痛に使用可能なオピオイド鎮痛薬は，トラマドール / アセトアミノフェン配合錠，トラマドール速放錠，トラマドール徐放錠，ブプレノルフィン貼付剤，低濃度のリン酸コデイン，一部の塩酸モルヒネ，フェンタニル貼付剤である．そして，これらの製剤の中で，乱用・依存になりにくい製剤である，トラマドール製剤，貼付剤が使いやすい．

6 オピオイド鎮痛薬の副作用

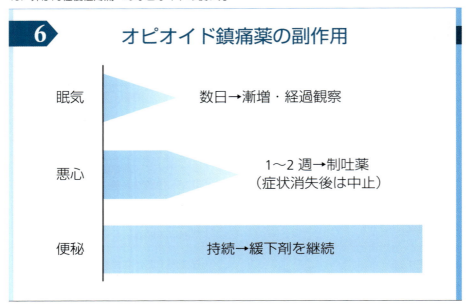

　オピオイド治療を開始するにあたって最も重要なことは，副作用の予防策である．予想されるオピオイド鎮痛薬の副作用は眠気，悪心・嘔吐，便秘である．オピオイド鎮痛薬が初めて投与される患者では必発と考えるべきであり，それらの副作用は概ね予防可能であるため，開始当初からの対策が必要である．そして，それらの対応策は決して難しいものではない．

7　オピオイド鎮痛薬の眠気対策

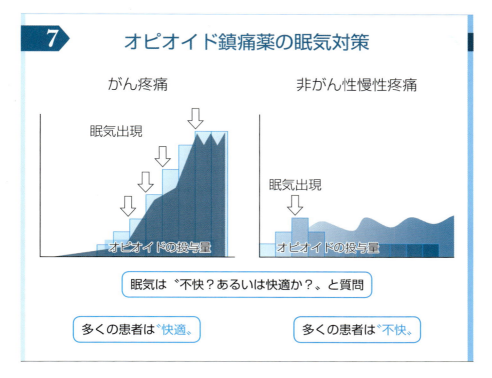

　眠気はオピオイド鎮痛薬を少量から開始，漸増していくことにより，著しいQOLの低下をきたすことは避けられる．もし，増量中に眠気を訴えた場合には，減量を考慮する．がん疼痛治療では，病状の進行と共に痛みが増強するために，オピオイド鎮痛薬の投与量は，痛みの強さと眠気を評価しながら，十分な痛みの緩和が得られるまで増量することが一般的である．そして，がん疼痛治療のオピオイド鎮痛薬による眠気については，痛みが緩和されたことによる安堵感により多くの患者が快適であると感じることが多い．一方，慢性痛では，オピオイド鎮痛薬の投与量の決定後は，投与量の増減を頻回に変えることは少ない．もし，患者が投与量の増量を望む場合は，乱用・依存などの問題，痛みの原因となる疾患の悪化，あるいは，新たな疾患の発症などを考慮しなければならない．そして，慢性痛治療のオピオイド鎮痛薬による眠気については，日常生活動作の妨げになるため，患者が不快であると感じることが多い．

15. 非がん性慢性疼痛へのオピオイドの使い方

8 オピオイド鎮痛薬の悪心・嘔吐対策

病　態	原因物質	臨床所見	対応薬
延髄の嘔吐中枢を介した悪心・嘔吐	ドパミン	一般的な悪心・嘔吐	メトクロプラミド ドンペリドン プロクロルペラジン
前庭器を介した悪心・嘔吐	ヒスタミン	体動時に悪化する．眩暈を伴う．	プロクロルペラジン ジメンヒドリナート
胃内容物停滞・胃内圧上昇による悪心・嘔吐	セロトニン	内服直後，食後などに出現する．腹満感を伴う．	モサプリド

*オピオイド鎮痛薬による悪心・嘔吐の耐性は1～2週間程度で出現するため，適宜制吐薬は中止すべきである．
*ドパミン受容体に作用する制吐薬の投与は，アカシジアなどの錐体外路症状の出現が危惧される．

　悪心・嘔吐に対しては，制吐剤を併用することで対応できる．ただし，オピオイド鎮痛薬による悪心・嘔吐は，いくつかの病態によって発生するため，発生機序を推測して，対応薬を選択すべきである．オピオイド鎮痛薬による悪心・嘔吐発生のメカニズムには，ドパミンを介した延髄の嘔吐中枢の刺激によるもの，ヒスタミンを介した前庭器の刺激によるもの，セロトニンを介した胃内容物停滞・胃内圧上昇による3つ機序があり，それぞれの対応薬は異なる．

　ドパミンを介した悪心は，一般的な悪心・嘔吐で，漫然と持続するもので，対応薬としては，メトクロプラミド，ドンペリドン，プロクロルペラジンなどがある．

　ヒスタミンを介した悪心は，体動時に悪化する，悪心の出現にめまいを伴うなどの特徴があり，対応薬としては，ジフェンヒドラミンやジメンヒドリナートなどがある．

　セロトニンを介した悪心は，オピオイド鎮痛薬の内服直後に出現する，食後の腹満感を伴うなどの特徴があり，対応薬としてはモサプリドがある．

　そして，悪心は，オピオイド鎮痛薬の開始あるいは増量後1～2週間程度で耐性が出現するため，適宜制吐薬は中止すべきである．特に，ドパミン受容体に作用する制吐薬の投与は，アカシジアなどの錐体外路症状の出現が危惧される．

9 オピオイド鎮痛薬の便秘対策

病　態	臨床所見	対応薬
大腸の蠕動運動の低下	お腹の動きが悪い鼓腸	センナ
便の大腸内停滞に伴う水分吸収増加	便の硬化	酸化マグネシウム
肛門括約筋の収縮	出そうで出ない感覚	新レシカルボン坐剤
胃内容物排泄の遅延	食後の腹満感の持続	モサプリド

　便秘に対しては，緩下剤を併用することで対応できる．ただし，オピオイド鎮痛薬による便秘は，いくつかの病態によって発生するため，発生機序を推測して，対応薬を選択すべきである．

　大腸の蠕動運動の低下に対しては，聴診にて腸の蠕動運動を確認したり，腹部 X 線で鼓腸を確認し，酸化マグネシウムの投与を行う．

　便の大腸内停滞に伴う水分吸収増加による便の硬化に対しては，問診で便の性状を確認し，センナの投与を行う．

　肛門括約筋の弛緩不全に伴う便秘は，患者が「出そうで出ない」という訴えをすることが多く，必要に応じて新レシカルボン坐剤を併用する．

15. 非がん性慢性疼痛へのオピオイドの使い方

10 各国のガイドラインにおける オピオイド鎮痛薬投与量の上限

	投与量（モルヒネ換算量）
米国 （米国疼痛学会（2009 年）， 　米国インターベンショナル療法医師学会）	90mg/ 日
日本（2012 年）	120mg/ 日
南アフリカ（2013 年）	90mg/ 日
独国（2014 年）	120mg/ 日
英国（2015 年）	120mg/ 日
米国疾病予防管理センター（2016 年）	50mg/ 日（90mg/ 日）

　慢性痛のオピオイド治療で細心の注意を払わなければならないことは，オピオイド鎮痛薬の投与量と投与期間である．オピオイド鎮痛薬の投与量の上限は各国のガイドラインで異なる．近年，各国が慢性痛のオピオイド治療のガイドラインの改定を進めているが，米国においては，オピオイド鎮痛薬に関連した深刻な問題に直面していることもあって，モルヒネ換算量で 90mg/ 日に上限が制限されている．いずれにせよ，必要最小限の投与量で痛みの緩和をはかり，生活の質の改善を目指すことが重要とされる．

11 オピオイド治療開始後の経過と投与期間

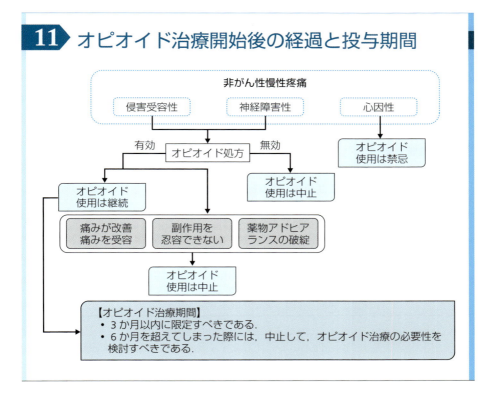

　オピオイド治療の期間については，慢性痛であるからといって，漫然と長期化させることは危険である．日本ペインクリニック学会の「非がん性慢性［疼］痛に対するオピオイド処方ガイドライン」が示しているオピオイド治療開始後の経過では，漠然とオピオイド治療が長期化される患者は少ないことを示唆している．オピオイド治療の具体的な期間を規定しているガイドラインは少ないが，最近，発表されたドイツのガイドラインでは，過去のエビデンスを考慮して，3か月以内に留めるべきとの見解を示している．そして，そのガイドラインでは6か月を超えてしまった際には，一度オピオイド治療を中止してみて，患者にとって必要な治療であるか再確認すべきであると述べている．

15. 非がん性慢性疼痛へのオピオイドの使い方

12 オピオイド治療の高用量化，長期化による問題

腸機能障害	オピオイド鎮痛薬の長期投与により，排便回数の低下，残便感，硬便，排便時のいきみ，腹部の不快感・疼痛および膨満を訴える
性腺機能障害	高用量あるいは長期投与により，性腺機能が低下し，テストステロン，エストロゲンの分泌量が減少，更年期障害様の症状，抑うつ傾向，骨粗鬆症などを訴える
認知機能障害	高齢者では通常用量でも認知機能が低下し，特にベンゾジアゼピン系薬剤との併用には注意が必要である
退薬症候	オピオイド鎮痛薬の急激な減量，中止によって出現する症状で，動悸，異常発汗，静座不能，瞳孔散大，関節痛，鼻汁，流涙，嘔吐，下痢，振戦，あくび，不安，焦燥，鳥肌などを訴える
鎮痛耐性・痛覚過敏	オピオイド鎮痛薬の長期使用中，急激に鎮痛効果が得られなくなったり，逆に痛みが悪化する現象で，急激に減量・中止した時などに発症しやすいとされている

　オピオイド治療の上限や期間を設ける理由としては，その高用量化，長期化によって，腸機能障害，性腺機能障害，認知機能障害，退薬症候，鎮痛耐性，痛覚過敏といった QOL や ADL を著しく低下させてしまう可能性のある問題に直面しかねないからである．

13 オピオイド治療が高用量化，長期化する患者の特徴

① 直ちに特定できる痛みの原因がない
② 痛みの緩和のための有効な他の治療がない
③ 痛みによる活動制限および機能障害が存在し，
　 以下の懸念を抱えている
　 1) 痛みは軽減されないかもしれない
　 2) 痛みはコントロールできないかもしれない
　 3) 痛みの存在が通常の生活を取り戻せなくしている
④ 痛みの訴えがびまん性（全身）である
⑤ 臨床的に明らかなうつ病・不安が存在する
⑥ 「1年後もオピオイド治療を受けていると思う」という過度の期待を
　 持っている

　オピオイド治療の長期化の原因は，痛みの緩和の有効な他の手段が試されることなく，安易なオピオイド治療の開始ということが指摘されている．そのため，処方医はオピオイド治療が長期化しそうな患者の特徴を理解し，そのような患者に対するオピオイド鎮痛薬の投与は避ける，あるいは，慎重にしなければならない．オピオイド治療が長期化しそうな患者の特徴は，上記のごとくである．

15. 非がん性慢性疼痛へのオピオイドの使い方

14 オピオイド治療に固執する患者の特徴

痛み原因が器質的でない
（何らかのストレスが引き金）

セルフモニタリングの障害

遺伝や生育環境
・失感情症
・愛着障害
・同胞葛藤
・自尊心が低い
など

苦痛

オピオイド鎮痛薬

苦痛の緩和

セルフケアの障害

気晴らしができない
（ストレス解消が下手）

　もしかすると，オピオイド治療が考慮される慢性痛患者こそが，オピオイド治療に固執し，長期化してしまう患者なのかもしれない．長引く痛みを訴える患者の多くが，失感情症，愛着障害，同胞葛藤，自尊心が低いなどの問題を抱えていて，セルフモニタリング，セルフケアの障害が潜在的に存在し，それらの問題がオピオイド鎮痛薬によって改善する可能性がある．オピオイド治療を考慮する際には，長引く痛みの背景の心理社会的な問題が存在していないかどうか，注意深く観察する必要がある

15 オピオイド治療の目標設定

- 患者の痛みの状態，身体機能や QOL，心理・社会的要因を基に，患者に適した治療目標を設定 (ペース配分が重要)

- 治療目標には下記の要素などを考慮する
  - 日常生活の改善 (ex. 家事・趣味・スポーツなどの再開)
  - 睡眠の改善 (ex. 現在，1 日 4 時間の睡眠を，7 時間に改善)
  - 身体活動の増加 (ex. 1 日に 30 分間のストレッチやウォーキングの実施)
  - ストレスのマネジメント (ex. ストレスの原因となる心理・社会的問題を解消. カウンセリング，リラクゼーション法，薬物治療などの考慮)
  - 痛みの軽減 (ex. 現在，70mm の VAS 値を 40mm に改善)

　オピオイド治療の目標は，何らかの器質的な要因によって低下してしまった患者の QOL や ADL の改善である．そのため，オピオイド治療を開始するにあたっては，必ず治療目標を患者と話し合うことが重要となる．可能な限り，オピオイド治療のための同意書を作成し，同意書内に治療目標を記載しておくべきである．そして，定期的に同意書を用いて，治療目標の達成度を患者と確認し，治療継続の可否について話し合うべきである．オピオイド治療の高用量化や長期化を避けるための手段として同意書が重要となる．過度の目標設定はペーシング不全に陥る可能性があるため，治療目標は現実的なものを設定すべきである．

15. 非がん性慢性疼痛へのオピオイドの使い方

16 ▶ オピオイド治療中の注意点

向上	生活の質（QOL） ←有害事象→ ←常軌を逸した行動→	悪化

処方医の責務
- 内服状況の確認
- 痛みの緩和程度の確認
- 副作用の確認
- 様相の確認
- 社会生活活動の確認
- 精神状態の確認
- 環境変化の確認
- 治療意義について再確認

　オピオイド治療が選択される患者では，一定の割合で常軌を逸脱した行動に陥る可能性が指摘されている．オピオイド治療中は患者のアドヒアランスを注意深く観察しなければならない．オピオイド治療におけるアドヒアランスは深刻な有害事象を引き起こしかねない．したがって，オピオイド治療中の患者では，患者のアドヒアランスを把握するために，診察時に様々な事項について確認することが重要である．オピオイド治療の高用量化，長期化を防ぐための鍵は，アドヒアランスの維持，そして，アドヒアランスの低下の早期発見と言っても過言ではない．

〈山口重樹〉

16 ● 人工関節手術の適応と限界

1 人工関節の種類

- 人工膝関節   58%
- 人工股関節   38%
- 人工肩関節   2%
- 人工肘関節   1%
- その他（人工足関節，人工指関節など）   1%

（矢野経済研究所.「2011 年版メディカルバイオニクス（人工臓器）市場の中期予測と参入企業の徹底分析」）

　人工関節は，変形性関節症の治療手段として非常に有効な手段である．特に，除痛効果に優れているため，変形性関節症は全身に数百あるすべての関節に生じるため，人工関節の種類も多岐にわたるが，人工関節として開発されているものは，上記のように，人工膝関節，人工股関節，人工肩関節，人工肘関節などである．

　実際には，ADL や QOL への影響が大きい，荷重関節である膝関節，股関節が人工関節置換術の対象となることが多い．本邦で行われている人工関節のうち，約 6 割が人工膝関節全置換術であり，約 4 割が人工股関節全置換術である．今後ますます，ADL・QOL へのニーズが高まると予想されるため，人工肩関節置換術や人工肘関節置換術，人工指関節置換術なども今後症例数が増える可能性があると考えられている．本稿では，人工膝関節全置換術と人工股関節全置換術について，その適応と限界について概説する．

16. 人工関節手術の適応と限界

2 人工膝関節と人工股関節

- 最も多く行われている人工関節

人工膝関節置換術

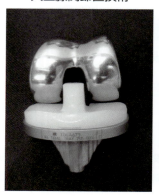

8万例以上/年

人工股関節置換術

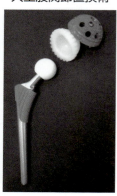

5万例以上/年

（矢野経済研究所.「2013年版メディカルバイオニクス（人工臓器）市場の中期予測と参入企業の徹底分析」のメーカー出荷ユニットベースより）

　本邦で最も多く行われている人工膝関節全置換術は年間8万例以上であり，人工股関節全置換術は年間5万例以上である．両者ともその症例数は年々増加している．人工膝関節の外観，人工股関節の外観を図に示す．正確な人工関節の実施状況，その後の成績を把握するため，一般社団法人日本人工関節学会を中心に『人工関節登録制度』が行われている．

3　人工関節の適応と原因疾患

保存的治療に抵抗する疼痛や機能障害のために，ADL・QOL が
著しく障害されるもの

変形性膝関節症の原因

- 1 次性変形性膝関節症
- 2 次性変形性膝関節症
  - 外傷
  - 大腿骨内側顆骨壊死症

など

変形性股関節症の原因

- 1 次性変形性股関節症
- 2 次性変形性股関節症
  - 発育性股関節形成不全症
  - 外傷
  - 大腿骨頭壊死症
  - ペルテス病
  - 大腿骨頭すべり症

など

人工膝関節・股関節の適応は，保存的治療に抵抗する関節疾患（主には変形性関節症）による疼痛や機能障害のために ADL・QOL が著しく障害されるものである．絶対的な適応はなく患者と医師との十分な話し合いによって決められる．明確な禁忌は，明らかな感染症と手術侵襲により生命が脅かされる全身状態の患者となっている．

変形性膝関節症と変形性股関節症には，原因のない（もしくは不明な）変形性関節症（一次性変形性関節症）と，何かしらの原因疾患により変形性関節症に至ったもの（二次性変形性関節症）とがある．本邦における変形性膝関節症の多くは，一次性変形性膝関節症であり，変形性股関節症の最も多い原因は，発育性股関節形成不全症による二次性変形性股関節症である．いずれも女性が多い．

本邦における大規模な疫学調査〔ROAD（Research on Osteoarthritis/osteoporosis Against Disability）study〕によると，単純 X 線写真で関節症性変化の所見があり，かつ痛みの訴えがある成人の率は，変形性膝関節症で 26.1％，変形性股関節症で 0.75％と報告されている．

16. 人工関節手術の適応と限界

4 変形性関節症の疼痛

疼痛の原因
変形性関節症の痛みには不明な点が多い
原因組織は一つではなく，複数の組織にまたがることが多い

疼痛の特徴
初期には動き始めの始動時痛，進行すると運動時といわれているが，
例外も多い
炎症が持続すると安静時痛（夜間痛）も惹起される

疼痛の性状
侵害受容性疼痛が主であるが，神経障害性疼痛の関与を示唆する報告も
ある
20～30% に神経障害性疼痛が関与しているとの報告もある

(Ohtori S, et al. Yonsei Med J. 2012; 53: 801-5)
(Hochman JR, et al. Osteoarthritis Cartilage. 2011; 19 (6): 647-54)
(平田寛人, 他. 整形外科と災害外科. 2015; 64 (2): 336-9)

　人工関節の適応は関節の疼痛が大きな要因となっているが，変形性関節症の疼痛については不明な点が多い．変形性関節症の疼痛の原因組織についての基礎研究の報告は多いが，膝関節・股関節の構成組織のどの部分が疼痛の原因になっているのか，一元的な説明は難しく，多因子の関与によるものだとされている．疫学的には変形の程度と疼痛には関連があるとされているが，患者個人には必ずしも当てはまらないことが少なくない．また，疼痛は常に一定ではなく，増強と消退を繰り返すのも変形関節症の特徴である．

　従来，変形性関節症の疼痛は侵害受容性疼痛であると考えられてきた．近年神経障害性疼痛のスクリーニングツールが開発され，そのツールによる変形性関節症の疼痛評価の報告が散見される．どの報告も変形性膝・股関節症の 20 ～ 30% に神経障害性疼痛の要素を含むものがあるとしている．

5 変形性膝・股関節症に対する保存治療

運動療法
有酸素運動，筋力トレーニング，ストレッチ，プールでの運動

薬物療法
症状改善型薬剤（鎮痛薬）
アセトアミノフェン
非ステロイド性消炎鎮痛薬（NSAIDs）
トラマドール
関節内注射（ステロイド，ヒアルロン酸）
外用剤
強オピオイド
疾患修飾型変形性関節症治療薬
（disease modifying osteoarthritis drugs: DMOADs）

変形性膝・股関節症に対する保存治療には，運動療法，薬物療法，装具療法などがある．運動療法は，ほとんどすべてのガイドラインで高く評価されており，推奨度も高い．運動の種類には有酸素運動，筋力トレーニング，ストレッチ，プールでの運動など多くのものがあるが，各運動による差はないとされている．薬物療法として推奨されているものには，アセトアミノフェン，非ステロイド性消炎鎮痛薬（NSAIDs），トラマドール，強オピオイド，関節内注射（ステロイド，ヒアルロン酸），外用剤など多くの薬剤がある．第一選択薬としては，アセトアミノフェンとNSAIDs の推奨度が高い傾向にある．ただし，高齢者に対してはNSAIDs の使用は慎重にするべきとの意見もある．

また，関節リウマチに対する疾患修飾性抗リウマチ薬（disease modifying anti-rheumatic drugs: DMARDs）のように，変形性関節症に対する疾患修飾型変形性関節症治療薬（disease modifying osteoarthritis drugs: DMOADs）の開発が望まれるが，費用対効果やアドヒアランスの点で問題は多く，未だ実用化に至っているものはない．

6 関節温存手術

高位脛骨骨切り術

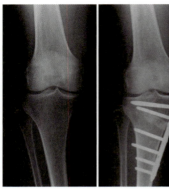

内反変形が矯正されている

寛骨臼移動術

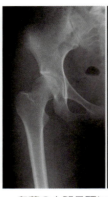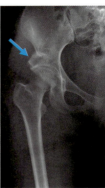

臼蓋の大腿骨頭に対する被覆を改善している

　変形性関節症に対する観血的治療は人工関節置換術に限られたものではなく，関節温存手術が選択される場合もある．関節温存手術は，関節症の程度が軽い場合や若年者などが対象となり，関節症が進行した場合には適応とならない．関節温存手術のタイミングを逃すことは，患者にとって極めて不利益であるので，**変形性関節症を漫然と経過観察することは絶対に避けなければならない**．関節温存手術には，鏡視下手術，腱切り手術，骨切り手術などがある．本邦に多い一次性変形性膝関節症の内反膝（O脚）に対しては，高位脛骨骨切り術が行われる．発育性股関節形成不全症による2次性変形性股関節症は臼蓋の被覆が不十分であるため，寛骨臼移動術などが行われる．変形性膝関節症，変形性股関節症に対する骨切り術は，上記以外にも様々な方法がある．

7 人工膝関節置換術

人工膝関節全置換術　　　　　人工膝関節単顆置換術
（total knee arthroplasty：TKA）　（unicompartmental knee arthroplasty：UKA）

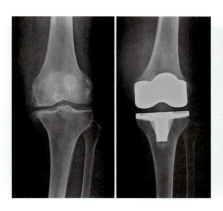
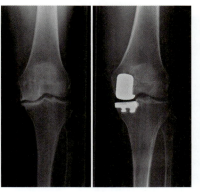

　人工膝関節は最も多く行われている人工関節である．人工物を使用した膝の再建手術は，1940年から始まった．当初は大腿骨側だけの置換もしくは脛骨側だけの置換が行われたが，その後多くの改良が加えられ，1950年代から大腿骨と脛骨の両方を置換する方法が開発された．その後1970年代から膝蓋骨の置換も行われるようになり，現在行われている人工膝関節とほぼ同様のデザインとなった．現在も多くの機種が開発されているが，現行機種では深屈曲が困難であるため，和式生活（正座や和式トイレなど）への対応が不十分である．今後，正座可能な人工膝関節が開発されることが期待される．

8 人工股関節置換術

人工股関節全置換術(total hip arthroplasty:THA)

通常のTHA

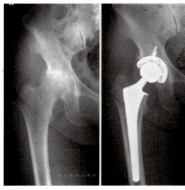

発育性股関節形成不全による2次性変形性股関節症に対するTHA

強直股に対するTHA

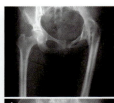
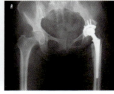

術後に下肢のアライメントが改善する

高位脱臼股に対するTHA

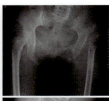
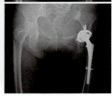

大腿骨の短縮骨切り術を併用している

　人工股関節の開発は20世紀初頭より始まった．その後さまざまな変遷を経て，1960年代にチャンレーにより現在でも使用されているチャンレー型人工股関節が開発された．当時の摺動面は高分子ポリエチレンソケットと金属骨頭との組み合わせであったが，その後，セラミックとポリエチレン，セラミックとセラミック，金属と金属などの組み合わせによる人工関節が開発されている．今後，さらに摩耗率の低い人工関節摺動面が開発されるであろう．

9 ▶ 人工関節置換術後の ADL

術後のスポーツ活動

- ● **許可されるスポーツ**

  ウォーキング，ゴルフ，トレッドミル，自転車，ボート，ダンス，ボーリング，水泳

- ● **経験があれば許可されるスポーツ**

  テニス（ダブルス），ウェイトマシーン，ウェイトリフティング，スキー（ダウンヒル），ハイキング

  アイススケート，スキー（クロスカントリー）

- ● **推奨されないスポーツ**

  コンタクトスポーツ，ジョギング，スノーボード

  ラケットボール，野球 / ソフトボール

(Healy WL, et al. J Bone Joint Surg Am. 2008; 90 (10): 2245-52)

人工関節の対象患者の低年齢化や ADL，QOL へのニーズの高まりから，術後も高い活動性を維持したいという希望を持つ患者は多い．また，変形性関節症の痛みによりできなかった活動を再開したいという患者も少なくない．人工関節のデザイン，材質，手術手技の進歩により術後の安静期間は短縮し，人工関節の耐用年数は増加しているが，半永久に摩耗や破損がないインプラントは存在せず，術後の活動はある程度制限せざるを得ないのが現状である．術後の ADL の中でもっとも高い活動性の許可が必要となるのがスポーツ活動である．各種のスポーツにおいて，ランダム化比較試験（Randomized Controlled Trial）による検証が行われてはいないが，米国の関連協会の調査結果によるものがある．ウォーキングやゴルフなどは推奨されており，人工股関節全置換術後もプロゴルファーとして活躍した選手もいる．反対に，コンタクトスポーツなどは推奨されていない．しかしながら，人工関節後に許可される活動性は年々高くなってきており，患者の ADL，QOL に対する希望をかなりのレベルまで実現可能となってきている．

16. 人工関節手術の適応と限界

10 人工関節の合併症（1）

術後感染 　感染率　初回人工関節置換術　0.2〜3.8％
　　　　　　　　　　　人工関節再置換術　0.5〜17.3％

　　　　　　対策　　抗菌剤の予防投与
　　　　　　　　　　バイオクリーンルームの使用
　　　　　　　　　　清潔捜査の徹底
　　　　　　　　　　抗菌性が付与されたインプラントの使用
　　　　　　　　　　糖尿病など易感染性に関与する併存疾患の
　　　　　　　　　　　　コントロール

ゆるみ 　　原因　　人工関節と接する骨が吸収されることにより，
　　　　　　　　　　　ゆるみが生じる
　　　　　　　　　　骨吸収が高度になると再置換術が極めて困難になる
　　　　　　　　　　　ため，定期的な受診が大切

　　　　　　対策　　低摩耗な摺動面（関節面）の素材・加工技術の開発

　人工関節術の術後合併症には様々なものがあるが，人工膝・股関節全置換術に共通なものは，感染とゆるみである．初回人工関節後の感染率は，人工膝関節全置換術で 0.2 〜 3.8％，人工股関節で 0.14 〜 0.48％と報告されている．人工関節後の感染は，術後 1 年以内であれば術中感染（surgical site infection）とされ，それ以降の感染は菌血症による血行感染とされている．感染発症早期であれば大量の生理食塩水での洗浄・掻爬で沈静化することもあるが，洗浄・掻爬で沈静化しない症例や慢性感染症の症例ではインプラントの入れ替え，抜去が必要となるし，重症例では切断が必要となることもある．

　ゆるみは，摺動面（人工関節の関節面）の摩耗によって生じる．摩耗粉に対する生体反応によって，人工関節に固着している骨が吸収され，人工関節の不安定性が生じた状態である．多くの場合，痛みを伴い，再置換術が必要となる．骨の吸収が広範囲な症例では特殊な人工関節インプラントが必要となり，手技的にも困難であるため，人工関節術後は定期的な受診が必要である．

11 人工関節の合併症（2）

術後脱臼（人工股関節）

発生頻度	0.4〜7.0 %
原因	インプラントの設置位置不良
	軟部組織の緊張不足　など
対策	正確なインプラント設置
	軟部組織の緊張
	大径骨頭（ボールの直径が大きいもの）の使用

深部静脈血栓・肺塞栓
神経麻痺（過度な脚延長による）
術後遷延痛

（Masaoka T, et al. Int Orthop. 2006; 30: 26-30）
（Paterno SA, et al. J Bone Joint Surg Am. 1997; 79（8）: 1202-10）
（Phillips CB, et al. J Bone Joint Surg Am. 2003; 85（1）: 20-6）

人工股関節全置換術に特有の合併症に脱臼がある．発生頻度は0.4〜7.0％と報告されている．特に，手術直後約3か月以内に起こりやすい．原因はインプラントの設置位置不良，軟部組織の緊張不足などがあげられる．人工股関節の大腿骨頭径が大きくなると脱臼率が低下するため，近年大径骨頭がよく使用されるようになった．しかし一方，大径骨頭は摩耗の点で不利であるため，さらなるインプラントの素材，デザインの開発が求められている．

人工股関節全置換術後は脱臼予防のために可動域制限が求められ，人工膝関節全置換術の現行機種では完全屈曲が不可能である．そのため，人工膝・股関節全置換術後は和式の生活（和式トイレの使用や正座）が困難となる場合が多い．

また，近年術後の深部静脈血栓や肺塞栓が問題視されている．

16. 人工関節手術の適応と限界

12　術後遷延痛

（chronic post surgical pain: CPSP）

（severe persistent post-surgical pain: PPP）

定義

①手術後に増強した疼痛

②3～6か月以上持続し，QOL に影響を与える疼痛

③術後の急性痛の持続でも，急性痛が落ち着いた後に出現した疼痛でもよい

④手術部位の疼痛だけでなく，神経支配に沿った疼痛でもよい

⑤原疾患に関係する疼痛は除外（感染，悪性腫瘍など）

（Werner MU, et al. Br J Anaesth. 2014; 113 (1): 1-4)

発生頻度

人工膝関節全置換術	13～20%
人工股関節全置換術	12%
肢切断術	50～85%
開胸術	5～65%
心臓手術	30～55%
乳房切除術	20～50%
帝王切開	6%

（Wylde V, et al. Arthritis Care Res (Hoboken). 2013; 65 (11): 1795-803)

（Macrae WA. Br J Anaesth. 2008; 101 (1): 77-86)

　術後遷延痛とは，chronic post surgical pain, severe persistent post-surgical pain とも呼ばれるものである．定義は以下のとおりである．①手術後に増強した疼痛，②3～6か月以上持続し，QOL に影響を与える疼痛，③術後の急性痛の持続でも，急性痛が落ち着いた後に出現した疼痛でもよい，④手術部位の疼痛だけでなく，神経支配に沿った疼痛でもよい，⑤原疾患に関係する疼痛は除外（感染，悪性腫瘍など）．

　人工関節置換術後にも術後遷延痛が生じることが報告されている．人工膝関節全置換術では 13～20 %，人工股関節全置換術では 12%と報告されている．他の手術と比べても，決して少なくない．人工関節膝・股関節全置換術のほとんどが除痛目的に行われるため，術後遷延痛は患者の満足度を著しく低下させる．

13 ▶ 術後遷延痛の対策

術後遷延痛のリスクファクター

術前 　1か月以上持続する中等度以上の疼痛
　　　　複数回手術
　　　　精神的に弱い（破局的思考），不安が強い
　　　　女性，若年成人
　　　　労災
　　　　遺伝的素因
術中 　神経損傷
術後 　急性の中等度以上の疼痛
　　　　手術部位への放射線治療
　　　　神経毒性のある化学療法
　　　　うつ
　　　　精神的問題

(ISAP. Pain: Clinical Updates. 2001)

　術後遷延痛のリスクファクターが国際疼痛学会から提唱されている．人工関節全置換術後の満足度を低下させる術後遷延痛を予防するためには，リスクファクターを除くことが重要である．

　国際疼痛学会が提唱しているリスクファクターは上のように，術前，術中，術後の3つのカテゴリーに分類されている．これらのリスクファクターには，医療従事者による介入が可能であるものと不可能なものがある．医療者が介入可能なものは，術前の，1か月以上持続する中等度以上の疼痛，精神的に弱い（破局的思考）・不安が強い人である．術中では神経損傷，術後では急性の中等度以上の疼痛，うつ，精神的問題である．つまり，術前後の疼痛管理と術中の愛護的操作，さらに術前術後の精神的ケアを積極的に行うことが重要である．性別や疾病の原因（労災か否か）などは医療者による直接的介入が不可能であるが，術後遷延痛のリスクファクターとして把握しておくことは重要である．

〈園畑素樹　馬渡正明〉

17 ● 慢性痛に対する運動療法

1 海外の診療ガイドライン
－慢性腰痛に対する治療の勧告－

● **保存療法**

認知行動療法，管理下の運動療法，教育的指導

多面的アプローチ（生物・心理・社会的）

腰痛学級，短期の徒手療法

物理療法は勧めない

● **薬物療法**

NSAIDs やオピオイドの短期投与

抗うつ薬，筋弛緩薬，温湿布も症状に応じて使用

● **侵襲的手技**

鍼，ブロック，椎間板焼灼，脊髄刺激は勧めない

非特異的腰痛に対する手術は勧めない

（Airaksinen O, et al. European Guidelines. 2004.　www.backpaineurope.org）

（Chou R, et al. American Guideline. 2007.　www.annals.org/content/147/7/478.full）

　慢性痛の中で最も頻度の高い「腰痛」に関して欧米から診療ガイドラインが出されている．その中で，推奨される治療法として運動療法があげられている．

　その他には，認知行動療法や教育的指導なども推奨されている．一方，物理療法や手術療法などの侵襲的手技は推奨できないとされている．ただし，推奨できないということが，やってはいけないということではない．有効性を示す科学的な根拠がないということであり，実際に患者を治療している医師が必要だと判断した場合はその治療を行うことを妨げるものではない．ガイドラインは全ての患者に当てはまるものではない．しかし，ガイドラインの内容は押さえておく必要がある．

2 非特異的腰痛に対する運動療法

- 腰痛患者は，腰に限った運動をするのではなく，様々な身体活動をするほうが痛みを軽減し，精神的健康を改善

(Hurwitz EL, et al. Am J Public Health. 2005; 95: 1817-24)

- 体系的レビュー

慢性腰痛を含む広い範囲の疾患で有効

(Taylor NF, et al. Aust J Physiother. 2007; 53: 7-16)

　原因が一つに特定できない腰痛は，「非特異的腰痛」と分類される．その非特異的腰痛に対する運動療法に関しては，「腰に限った運動をするのではなく，様々な身体活動をするほうが痛みを軽減し，精神的健康を改善する」と報告されている．腰痛だから腰痛体操という画一的な考え方だけでは不充分である可能性がある．

17. 慢性痛に対する運動療法

3　運動療法の種類で有効性に差があるか？

高度な機能回復訓練 vs 外来での理学療法：
　差なし
（Bendix T, et al. Eur Spine J. 1998; 7: 111-9）

腰椎屈曲運動　vs　伸展運動：差なし
（Philadelphia panel members. Physical Therapy. 2001; 81: 1641-74）

腰椎 stabilization exercise vs 通常の理学療法：
　差なし
（Standaert CJ, et al. Spine J. 2008; 8: 114-20）

腰椎伸筋群筋力強化運動　vs
　他の運動プログラム：差なし
（Mayer J, et al. Spine J. 2008; 8: 96-113）

全身運動 vs 体幹筋コントロール運動 vs
　脊椎マニピュレーション：差なし
（Ferreira ML, et al. Pain. 2007; 131: 31-7）

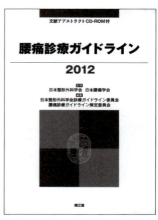

腰痛診療ガイドライン 2012
担当：矢吹（福島県立医大）

　慢性腰痛に対する運動療法に関しては，多くの報告がある．腰痛診療ガイドラインの作成の際に参考にした論文にも，運動の種類でその有効性を比較した報告があった．それらの報告では，どの運動でも腰痛を改善し，身体機能を改善しており，比較した運動間には明らかな差が認められないという報告がほとんどである．すなわち，どんな種類の運動でも行うことが腰痛には良いということになる．

　日本でも 2012 年に腰痛診療ガイドラインが発行されている．このガイドラインは，腰痛の専門家を対象としたものではなく，腰痛を診察する機会のある医師すべてに参考になるように作られたものである．次頁からの図で示す「CQ」とはガイドラインの中の clinical question の略である．

4　CQ8　腰痛の治療に安静は必要か

- 安静は必ずしも有効な治療法とはいえない

- 急性腰痛に対して痛みに応じた活動性維持は，ベッド上安静よりも疼痛を軽減し，機能を回復させるのに有効である（Grade D）

　かつては，腰痛がある場合は安静にして痛みが消退するのを待つのが良いとされていた．しかし，安静は有効ではないことが示された．急性腰痛であっても，過度の安静は機能回復を遅らせることがわかってきた．痛みに応じてできるだけ活動性を維持することが大切である．

17. 慢性痛に対する運動療法

5 CQ11 腰痛に運動療法は有効か

- 急性腰痛（4週未満）には効果がない（Grade B）

- 亜急性腰痛（4週〜3か月）に対する効果は限定的である（Grade C）

- 慢性腰痛（3か月以上）に対する有効性には高いエビデンスがある（Grade A）

　腰痛に対する運動療法は，"急性腰痛"に関しては効果がないと報告されている．これは運動療法が良くないということを示しているのではなく，運動をしなかった群でも運動を行った群と同様に改善するため，2群間に差が認められないということである．急性腰痛は一般的には自然経過で改善するので，運動療法の効果が示されなかった．"亜急性腰痛"に関しては，運動療法の効果は限定的である．これは運動療法を行った群と行わなかった群の間で腰痛の改善の程度には明らかな差は認められなかったが，職場復帰率が運動療法を行った群で明らかに高かったことからこう結論された．そして"慢性腰痛"に関しては，運動療法を行った群で，行わなかった群に比較して，明らかに痛みの程度や職場復帰率，生活の質（QOL）の改善が見られる．

6 CQ11 腰痛に運動療法は有効か

- 運動の種類によって効果の差は認められない（Grade B）

- 至適な運動量，頻度，期間については不明である（Grade I）

　先に示したように，運動を行うと腰痛の程度やQOLの改善が認められるが，運動の種類による効果の差異は認められていない．また，至適な運動量，頻度，期間については，何が最も良いのか不明である．

7 運動はやればやるほど良いのか

- 運動強度・頻度が低すぎても高すぎても痛みのリスクは高まる
- 活動レベルが低いことが機能障害を招くのではなく，活動しないことが問題！

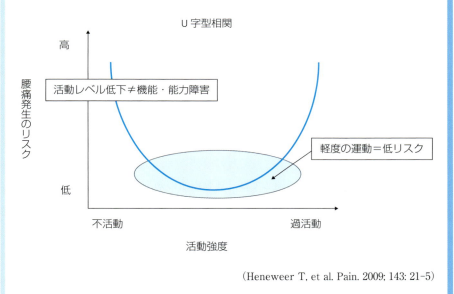

（Heneweer T, et al. Pain. 2009; 143: 21-5）

　運動療法はやればやるほど良い効果が得られるかと言えば，そうではない．運動強度や運動の頻度は低すぎても高すぎても腰痛発生のリスクが高まる．活動や運動をやらないことが問題であり，ペーシングを考えて実施することが重要であると言える．

8 中年以降でも活動性を増やすと死亡率は減少する

運動の重要性 -1

50歳の男性2205人を60歳時, 70歳時, 77歳時, 82歳時に再度調査した.

低活動性: ほとんどの時間を読書やテレビをみるなど座っている.
中活動性: しばしば余暇にウォーキングやサイクリングをしている.
高活動性: 1週間に3時間以上レクレーション・スポーツなどをしている, またはそれ以上のトレーニングやスポーツをしている.

【結果】活動性が高いほど死亡率は低かった. 活動性を上げると死亡率は減少した.

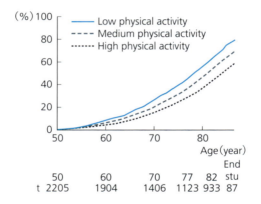

(Byberg L, et al. BMJ. 2009; 338: b688. スウェーデン, ウプサラ市で行われた研究)

運動療法は有効であるとわかっていても, それを継続することはなかなか大変である. そこで運動がもつ様々な効果について説明する. これにより運動をやろうという意欲をかき立ててもらうのが目的である. ここでは運動の持つ有用性を示す6つの報告について述べる.

1. **中年以降でも活動量を増やすと死亡率は減少する**. 50歳から82歳まで追跡調査した結果, 1週間に3時間以上レクリーションやスポーツをやっていた群では, あまり活動しなかった群に比して明らかに死亡率が減少していた.

9 運動は，アルツハイマー病や認知症を予防できる可能性がある

運動の重要性 -2

15 人の専門家が集まって，アルツハイマー病や認知症の診断と治療について 3 日間にわたって討議した.

【明らかにされたこと】

● 診断

アルツハイマー病の早期診断は未だに難しい.

● 治療

• 運動（身体活動），社会的な関わり，脳を使ったトレーニングは，アルツハイマー病や認知症を予防できる可能性がある.

• 高血圧や糖尿病をコントロールすることも大事.

• まだ，確実に予防できる方法は見つかっていないのが現状. だが，運動をやることが重要なのは間違いない.

（NIH News in Health. July 2010. アメリカ国立衛生研究所で行われた研究）

2．運動はアルツハイマー病や認知症を予防できる可能性がある. 15 人の専門家が討議した結果，まだ確実に予防できる方法は見つかっていないが，運動を行うことがアルツハイマー病や認知症の予防に重要であることは間違いないと結論付けられた.

10 運動は，乳癌や前立腺癌による死亡率を減少させる

運動の重要性-3

1) 乳癌に関して
- ウォーキングにより乳癌の死亡率は半減
- 1週間に3〜5時間のウォーキングが最も効果的

2) 前立腺癌に関して
- 積極的な運動（自転車，テニス，ジョギング，水泳）により全ての死亡率が減少
- 前立腺癌の死亡率は半減
- 1週間に3時間以上の積極的な運動が効果的

1) Holmes MD, et al. JAMA. 2005; 293 (20): 2479-86.
2) Kenfield SA, et al. J Clin Oncol. 2011; 29 (6): 726-32.

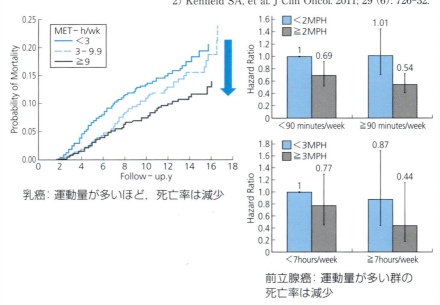

乳癌：運動量が多いほど，死亡率は減少

前立腺癌：運動量が多い群の死亡率は減少

3. 運動は，乳癌や前立腺癌による死亡率を減少させる．1週間に3時間程度のウォーキングをすることで死亡率が半減することが明らかになってきた．癌でさえ運動することの効果が認められるので，運動を続けてみようかという意欲を高めてもらうには良い報告である．

11 運動はうつ状態を改善する

運動の重要性 -4

- 7つの質の良い論文をまとめて解析した研究
- 対象は高齢者（60歳以上）
- 運動は持久力訓練と筋力強化訓練の組み合わせ
  週3〜5回，1回に30〜45分の運動，3〜4か月継続
  3か月以上経過を追った
- 運動はうつ状態の重症度を明らかに改善する
  （−0.34，95% CI −0.52 to −0.17）
  群としてみると，運動群の63%の方が，対照群よりうつ状態の重症度が低い．
  個人でみると，運動するとうつ状態の重症度が20%低くなる．

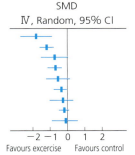

少なくとも，運動をやることでうつ状態を悪化させることは，ない

（Bridle C, et al. Br J Psychiatry. 2012; 201: 180-5）

4. **運動はうつ状態を改善する．** 60歳以上の高齢者を対象としている．持久力訓練と筋力強化を組み合わせた運動を週3〜5回行うことで，うつ状態の重症度が明らかに改善される．少なくとも運動をやることでうつ状態を悪化させることはない．運動の良いところは，やりすぎない限り副作用がない点である．患者にあった運動の内容を医師や理学療法士が提示して，継続的に行わせることが重要である．

17. 慢性痛に対する運動療法

12　全身運動はインフルエンザに対する防御効果を強化する

運動の重要性 -5

- 平均年齢 70 歳の活動量の低い（座っていることが多い）高齢者を対象
- 運動によるインフルエンザ・ワクチンの反応性を解析
- 全身運動（有酸素運動）は，インフルエンザ・ワクチンによる反応性を強化した
- 呼吸器感染発症率には差がみられなかったが，全体的な重症化や睡眠障害は明らかに改善していた
- バランス訓練やストレッチ体操にはこれらの効果は認められなかった

(Woods JA, et al. J Am Geriatr Soc. 2009; 57: 2183-91)
(Woods JA, et al. Immunol Allergy Clin North Am. 2009; 29: 381-3)

　5．全身運動はインフルエンザに対する防御効果を強化する．平均年齢 70 歳の高齢者を対象として行われた研究である．全身運動は，インフルエンザ・ワクチンによる反応性を強化し，重症化を防ぐことができた．バランス訓練やストレッチ体操ではこれらの効果が認められない．すなわち免疫能を高めるには全身運動を勧めるのが良いと思われる．

13 日常の運動量が多い人は骨折の発生率が低い

運動の重要性 -6

- 閉経した看護師 61,200 人（年齢 40～77 歳）を対象にして 12 年間追跡
- 415 の大腿骨頸部骨折が発生
- 最低週 4 時間ウォーキングする群では，週 1 時間未満のウォーキングしかしない群と比較して骨折のリスクは 41％低かった
- ウォーキングにより足の筋力が増し，骨密度も上昇

介護が必要となった主な原因（平成 19 年）

(%)

	脳血管疾患	認知症	関節疾患 骨折・転倒	高齢による 衰弱
要支援	14.9	3.2	**32.7**	16.6
要介護	27.3	18.7	**17.5**	12.5
総数	23.3	14	**21.5**	13.6

厚生労働省. 平成 19 年国民生活基礎調査の概況（一部改変）

(Feskanich D, et al. JAMA. 2002; 288 (13): 2300-6)

6．日常の運動量が多い人は骨折の発生率が低い．最低週 4 時間のウォーキングをする群では，週 1 時間未満のウォーキングしかしない群に比較して骨折のリスクが 41％低下した．ウォーキングにより下肢筋力が増すこと，骨密度が増加することが関連していると考えられる．日本における介護が必要となる原因の 21.5％ が関節疾患・骨折・転倒である．運動を行い，骨折の発生を減少させることで，介護が必要となる人数を減少させることに繋がる可能性がある．

慢性痛以外でも運動は様々な有用性が認められている．これらを患者に説明することで，運動を継続し，習慣化してもらえるように導いていくことが重要であると考える．

〈矢吹省司〉

18 慢性痛患者への具体的な運動指導法

1 慢性痛患者の特徴① 恐怖-回避思考

痛みの悪循環―Fear-avoidance model―

(Vlaeyen, et al. Pain. 2000; 85: 317-32 より改変)

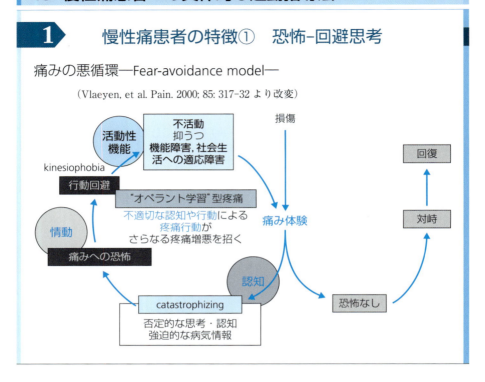

　Vlaeyen の提示した「恐怖-回避モデル Fear-avoidance model」は痛みの慢性化を説明するためによく用いられる悪循環モデルである[1]．ヒトは痛みを体験すると，それによる不安や恐怖心を抱かなくてすむ場合には，その痛みに対峙し，回復に向かうことになる．一方で，カタストロファイジングのような疼痛認知ならびに恐怖，不安，抑うつのような疼痛情動が作用すると，悪循環に陥りやすい．カタストロファイジングは，破局化，破局的思考ともいわれ，痛みを消極的にとらえる歪んだ認知である．このように痛みのとらえ方が歪めば，疼痛情動やそれに伴う行動回避（kinesiophobia を含む）から活動性低下・不活動，機能障害，社会的な適応障害など身体的・精神心理的・社会的問題がさらに痛みを維持・増悪させることになる．

2 慢性痛患者の特徴② "0か100か"の極端な思考

"0か100か" 極端な考え方（丸田俊彦. 心身医. 2009; 49: 903-8 より改変）

> 運動の "やりすぎ" で疼痛が増悪すると，
> 一転して "まったく動かない" といったように，
> ● 運動・活動のペースをつかめず【pacing が下手】
> ● 失敗体験を繰り返し【self-efficacy が低い】
> "痛みの悪循環" に陥りやすい

⬇ 運動指導のポイント

- Pacing（運動・活動のペースを整える）
- Self-efficacy（"これならできそう" という自己効力感を高める）
- Decision-making（意思を自己決定する）

　慢性痛患者の思考パターンは極端であり，その特徴は "全か無か"，"0か100か" の完全主義，心の読み過ぎ・先読みの誤りから不安を感じて回避する傾向，"すべき" 思考，他者への怒りを潜在させやすい傾向など極端なものである[2]．そのため，運動についても，"動きすぎ，やりすぎ" で痛みが増すと，一転して "まったく動かない" といったように，運動や活動のペース（pacing）がつかめず失敗体験を繰り返すうちに自己効力感（self-efficacy）が低下する[3]．

　運動開始・再開時には，（1）pacing（物足りないぐらいでよい，継続できる運動量），（2）self-efficacy を高める，（3）decision-making（自分で決定し，がんばってみる）が重要である．「運動を始めた時には一時的に筋肉痛など新たな痛みを経験する（これまでの痛みが増悪するわけではない）」ということと，「どのような運動をどの程度やることが適切かは自分（患者）にしかわからない」ことを説明のうえ，pacing を患者自身が decision-making できるようサポートする．

3　運動開始・再開時の精神心理面への対応

- 痛みはゼロにならないかもしれない
  （痛みをゼロにすることを主目標としない）

　　　　　　　　けれども

- 痛みに対する考え方，とらえ方を変えることでずいぶんラクになる

"一気に全部を改善，大きな成果を求める"ことから，
"小さな成果をたくさん集める"ように方向転換させる

- 小さな達成感を確実に，かつ数多く体験し，「自信」につなげることができる
- 努力と coping skill を蓄積し，"気づき"と self-efficacy を強化・向上することができる

　患者は「痛みをとること」を目的にするが，そうすると痛みに固執しやすくなり奏効しづらい．「思考（認知）」と「行動」は介入できるが，「身体（特に痛み）」と「気分」は介入が難しい．したがって，患者-医療者の目標の共有が必要で，患者の希望：「痛みをとって欲しい」と医療者の提案：「痛みがあっても生活できること」を調整するには時間がかかるが，これを一致させることが非常に重要である．

　そこで認知行動療法理論が役立つ．認知行動療法の考え方としては，痛みをゼロにするのではなく痛みに対処できるようになることを目標とし，今ある問題への対処として，

・うまく機能していない自分自身の認知（とらえ方）や行動のパターンを理解する
・より効果的な新しい対処の仕方を身につける
・治療者が「治す」のではなく，患者が自分自身で「対処」できるようになる
・患者さんと治療者が一緒に取り組む

ことが必要である．

4 ▶ 医療者は患者に寄り添う decision-making のサポーター

サポーティブなコミュニケーション

会話テク

「もちろん，全てがよくなって元気になることを目指すのですが，残念ながら，今すぐそうできる治療法がありません．まずは今の時点で，少しでも"こうなったらよい"ということはどんなことでしょう？」
→「何か思いつくことはありますか？」
→「一緒に考えましょう．○○というのはどうですか？」

現状維持が原則　無理をさせないことの保証が必須

原則

① "今より急いでよくしよう"としない
② "今より悪くならないように"をモットーに
③ "もっとやりたい"の訴えにはすぐ許可しない
④柔軟な姿勢で

　サポーティブなコミュニケーションとして，「もちろん，全ての症状がよくなって，すっかり元気になることを目指します．でも，残念ながら，今すぐそうできる治療法がありません．すっかりよくなることを目指しながら，まずは今の時点で，少しでも"こうなったらよい"，"これができたらよい"ということはどんなことでしょう？」，「何か思いつくことはありますか？」，（なければ）「一緒に考えましょう．○○というのはどうですか？」といった引導が必要である．

　現状の維持が原則で，① "今より急いでよくしよう"としない，もっとやることの提案・促しをしない，「もっとがんばろう」は言わない，今の状態が精一杯の状態と考える（心のエネルギーを使い果たさせない），② "今より悪くならないように"をモットーに，「無理していない？　大丈夫？　無理しなくていいですよ」に留める，③ "もっとやりたい"の訴えにすぐ許可しない，「あなたは，今，がんばっているところですから，今よりがんばることはないですよ」の繰り返しの中で，本人の要望も繰り返される場合に試行する，④柔軟な姿勢が重要で，不安定な様子が見られたら，すぐに前の状況に戻すなど，原則に則ったサポートが必要である．

18. 慢性痛患者への具体的な運動指導法

5 ▶ 運動の効果と指導の工夫

どんな運動をどうやって始めればいい？

患部を無理に動かす必要はない．無痛部・全身性の運動から始めよう

どこに効く？

- **非運動部にも効果があるが，特に運動部で効果が大きい**
  （Naugle KM, et al. J Pain. 2012; 13: 1139-50, Lannersten L, et al. Pain. 2010; 151: 77-86）

- 有痛部だけでなく全身に**広汎性鎮痛効果**（Vaegter HB, et al. Pain. 2014; 155: 158-67, Taylor NF, et al. Aust J Physiother. 2007; 53: 7-16）

- 有痛部の運動は鎮痛効果が得られにくい
  （Lannersten L, et al. Pain. 2010; 151: 77-86）

どんな運動が効く？

- **主体的**な治療介入が治療成績を向上（国際疼痛学会）

- 運動の種類によって効果に差はない
  （Taylor NF, et al. Aust J Physiother. 2007; 53: 7-16, 腰痛診療ガイドライン. 2012）

- 個別にデザインされた**理学療法士などの管理下での運動療法**（supervised exercise therapy）を合計 **20 時間以上**実施することで効果が現れる（Hayden JA, et al. Ann Intern Med. 2005; 142: 776-85, Koes BW, et al. Eur Spine J. 2010; 19: 2075-94）

- 特殊な機能回復訓練でも外来での理学療法でも**差はない**
  （Bendix T, et al. Eur Spine J. 1998; 7: 111-9）

- ホームエクササイズ，器具を用いたエクササイズ，特殊な運動療法で**差はない**（Mannion AF, et al. Spine. 1999; 24: 2435-48）

- **様々な運動（全身できるだけ広く動かす）**の方が鎮痛，**精神的健康**を改善（Hurwitz EL, et al. Am J Public Health. 2005; 95: 1817-24）

- **10 分間の快適歩行が教育だけよりも痛みと身体機能を改善**
  （McDonough SM, et al. Clin J Pain. 2013; 29: 972-81）

運動は主体的，能動的なものがよく，有痛部のみならず全身に広汎性鎮痛効果をもたらす[4].

運動部の方が対側や遠隔部よりも鎮痛効果が高いが，痛い部位を動かすと全身の鎮痛効果が得られないことから，痛くない部位の運動から始め，有痛部の痛みが緩解してくれば少しずつ有痛部近くの運動を導入していく.

運動の種類は有効性に無関係とされており，通常の運動療法はさまざまな特殊なトレーニング，器具エクササイズ，徒手療法とで効果に差がないといわれている.

また，歩行などの有酸素運動が日常生活活動（ADL）の改善につながりやすいことから，さまざまな行動の基本であり活動促進につながりやすいウォーキングが各国の痛みセンターリハプログラムにも必ず含まれる. ただし，パンフレットを渡すだけではなく，セラピストなどの管理下で行われる運動療法 supervised exercise therapy（評価，運動プログラム内容のチェック，フィードバックとプログラム修正など）が有効である.

したがって，医療者が管理しながら，局所（無痛部→有痛部）の運動と全身の運動を組み合わせて行う.

6　Pacing が重要

やればやるほどいいのか？

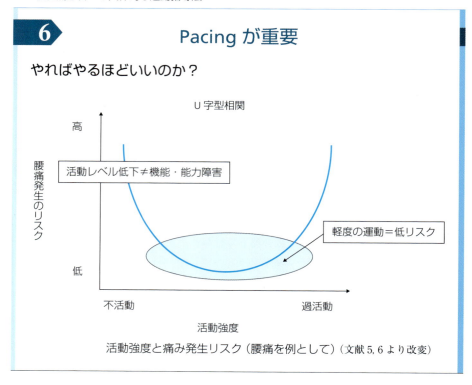

活動強度と痛み発生リスク（腰痛を例として）（文献 5, 6 より改変）

　至適な運動量，頻度，時間・期間については未だ統一した見解は得られていない．
　慢性痛患者では快適な（低強度・短時間の）運動で痛みや機能障害が改善すること，運動量は徐々に増やした方が有効であることなどから，pacing を徹底した漸増運動療法が有効である．
　ただし，やればやるほど良いわけではなく，運動強度・頻度が低すぎても高すぎても U 字型に痛みのリスクは高まる（上図）[5,6] ことから，患者の目的に合った運動量が確保できれば，あとは健康増進のために推奨される運動量（次頁表）[7] を参考に，運動を継続することを徹底させる．

健康長寿のために推奨される年齢別活動・運動量
（「健康づくりのための身体活動基準 2013」より改変）

血糖・血圧・脂質に関する状況		身体活動（＝生活活動＋運動） 生活活動：日常生活における労働，家事，通勤などの身体活動を指す． 運動：スポーツなどの，特に体力の維持・向上を目的として計画的・意図的に実施し，継続性のある身体活動を指す．		運動		体力（うち全身持久力） 全身持久力：できる限り長時間，一定の強度の身体活動・運動を維持できる能力（粘り強く，疲労に抵抗してからだを動かし続ける能力）である．		
健診結果が基準範囲内	65歳以上	強度を問わず*，身体活動**を毎日40分（＝10メッツ・時／週） *横になったままや座ったままにならなければどんな動きでもよい 3メッツ未満の強度の身体活動： ・皿洗いをする（1.8メッツ） ・洗濯をする（2.0メッツ） ・立って食事の支度をする（2.0メッツ） ・こどもと軽く遊ぶ（2.2メッツ） ・時々立ち止まりながら買い物や散歩をする（2.0～3.0メッツ） ・ストレッチングをする（2.3メッツ） ・ガーデニングや水やりをする（2.3メッツ） ・動物の世話をする（2.3メッツ） ・座ってラジオ体操をする（2.8メッツ） ・ゆっくりと平地を歩く（2.8メッツ） **十分な体力を有する高齢者は，3メッツ以上（下欄）の身体活動を行うことが望ましい．	世代共通の方向性 今より少しでも増やす（例えば10分多く歩く）	—	世代共通の方向性 運動習慣をもつようにする（30分以上の運動を週2日以上）	性・年代別に示す強度での運動を約3分継続可		
	18～64歳	3メッツ以上の強度の身体活動を（歩行またはそれと同等以上の活動）毎日60分（23メッツ・時／週） 3メッツ以上の強度の身体活動： ・普通歩行（3.0メッツ） ・犬の散歩をする（3.0メッツ） ・そうじをする（3.3メッツ） ・自転車に乗る（3.5～6.8メッツ） ・速歩きをする（4.3～5.0メッツ） ・こどもと活発に遊ぶ（5.8メッツ） ・農作業をする（7.8メッツ） ・階段を速く上る（8.8メッツ）		3メッツ以上の強度の運動を（息が弾み汗をかく程度の運動）毎日60分（23メッツ・時／週） 3メッツ以上の強度の運動： ・ボウリング，社交ダンス（3.0メッツ） ・自体重を使った軽い筋力トレーニング（3.5メッツ） ・ゴルフ（3.5～4.3メッツ） ・ラジオ体操第一（4.0メッツ） ・卓球（4.0メッツ） ・ウォーキング（4.3メッツ） ・野球（5.0メッツ） ・ゆっくりとした平泳ぎ（5.3メッツ） ・バドミントン（5.5メッツ） ・バーベルやマシーンを使った強い筋力トレーニング（6.0メッツ） ・ゆっくりとしたジョギング（6.0メッツ） ・ハイキング（6.5メッツ） ・サッカー，スキー，スケート（7.0メッツ） ・テニスのシングルス（7.3メッツ）		性・年代別に示す強度		

性・年代別に示す強度

	男性	女性
60～69歳	9.0メッツ	7.5メッツ
40～59歳	10.0メッツ	8.5メッツ
18～39歳	11.0メッツ	9.5メッツ

（松原貴子. In: 祖父江逸郎, 監修. 高齢者の感覚障害: 慢性疼痛を中心に. 長寿科学振興財団: 2016. p.191-9）

18. 慢性痛患者への具体的な運動指導法

7 具体的な運動指導法

- とにかく運動することが第 1 ！
- Pacing はリハの第 2 目標！
- 何をするにも患者の Decision-making が重要！

Exercise

とにかく動いてみる！
・やりやすい，そしてゴールに直結する運動プログラムを設定
・セラピストと相談しながら（管理の下で）運動を実践！
・自己決定 decision-making することが最も重要！

Education（Advice）

Reassurance（安心感・保証を与える）を徹底
・痛みと身体所見との因果関係がないこと
・fear-avoidance model による痛みの悪循環に陥っていること
・動くと悪化する（安静が安全）という誤解を是正すること

Pacing

やればやるほどいいわけじゃない！
・"0 か 100 か"の極端な思考のまま運動導入すると失敗しやすい
・運動導入時にはこまめにペース配分をチェックする
・そして自己決定 decision-making ！

　運動をやってもらうことがまずはスタートで，そのための運動プログラムと pacing を設定し，安心して実施できるよう患者教育（指導・助言）を行う．運動の内容は難しすぎず，何とか頑張ればできそう，またはやりたくなるようなもので，ゴールに近づく・直結するものでなければ履行されない．運動のアドヒアランスが厳守されることが痛みや機能障害の改善につながる．

　患者教育（説明，指導，助言）では，reassurance（安心感・保証を与える）を徹底する．「運動を始めた時には一時的に筋肉痛など新たな痛みを経験することがある（これまでの痛みが増悪するわけではない）」「痛みが出た時には，2, 3 日で治まるので，数日休むか，回数や時間を減らしながら運動量を調整していく」など，起こりうることを前もって伝え，そうなった場合の対処法について助言する．

　Pacing は物足りない程度の低負荷，短時間から始め，継続できる量ずつ漸増することを基本とする．いずれにしても医療者は患者の先導役であって，患者の decision-making が最重要である．

8 具体的な運動指導の流れ

患者の Decision-making をサポート

ゴールセッティング：長期目標
　半年〜 1 年後（長期）の具体的な目標の設定
　☞痛みのために生活や趣味などで困っていることで，半年から 1 年で改善
　　したいと思える目標を立てることで生活の質（QOL）が改善する

ゴールセッティング：短期目標
　1 か月後（短期）の具体的な目標の計画
　☞長期目標を実現するために，まずはこの 1 か月で改善できそうな目
　　標を，（些細なことでも）できるだけ具体的に計画することで長期目
　　標に近づく実感，実現できそうな見通しが立ってくる

運動（行動）プログラムの設定
　作業や家事など家族内・社会的役割を一つずつ確実に実践
　仕事や趣味を再開できる体力と考え方を身につける
　自己決定（納得）した運動や行動を 1 日数回の頻度で実施

フィードバック
　半月〜 1 か月後，患者の自己記録内容をもとにセラピストが助言
ゴールとリハプログラムの修正
　翌 1 か月後（短期）の具体的な目標を立てなおす
　そのための作業・家事・役割ならびに運動プログラムを漸増，修正

　長期目標は，「痛みの減少」ではなくて，具体的な「行動」（例：仕事復帰，趣味再開，社会参加，家事遂行，外出頻度増加など）とする．

　短期目標は，最終の長期目標に向け，短期間の目標を小刻みに設定する．壮大すぎる非現実的なものではなく，些細なことでも実現可能なもの（例：歩行の距離，時間，頻度を増やす，手すりなしでの階段昇降，カート使用による物の運搬など）を積み重ねる．

18. 慢性痛患者への具体的な運動指導法

　運動プログラムは，仕事や家事，家庭内・社会的役割につながるものとし，患者が自己決定した具体的な内容と負荷量（強度，時間，回数，頻度など）を着実に実践し，運動の種類や量，ポジティブイベントについて記録，管理する．

　フィードバックは，2〜4週後に，患者の記録をセラピストが"赤ペン先生"になって確認，助言する．見守り，寄り添いが最大の報酬となる．フィードバック時に，次の短期目標を計画し，そのための運動プログラムを見直す．①「できた運動」は確実に継続できるようになれば強度・頻度を漸増する，②「できた作業・家事・役割」は種類を増やす，③趣味の再開に向けた具体的な運動プログラムを導入する．

　これらの目標設定やプログラム設定も患者が納得したうえで自己決定する．

9　運動指導法（初診）

運動指導のポイント（初診時のポイント）

痛みの出ない運動	
運動の意味	これまでもできる能力はあったがやらなかった運動
期待できる効果	"できる"という気づきと自信をもたらし，self-efficacy を高める
このあとの Pacing	運動の種類を増やす，強度と量は少しずつ漸増する

痛くなるが耐えうるギリギリの運動	
運動の意味	新たにチャレンジして勝ち取ろうとする運動
期待できる効果	"痛みに強くなっている"という気づき，自分で対処しようとする coping-skill の獲得につながる
このあとの Pacing	運動の種類・強度・量は増やさずにそのまま継続．痛みを生じず継続可能となれば種類または強度・量を漸増する．対処法となるコンディショニングも追加指導する．

supervised exercise とし，患者の運動遂行度を確認したうえ，下記の指導を行う．

「痛みが出ずに行えた運動」は，実はこれまでもできたが，運動恐怖のためやきっかけがなくてやらなかった運動である．"できるんだ""これだけ動いても大丈夫"という気づきと自信によって self-efficacy を高める効果が期待できる．この場合でも，"これまで運動から遠ざかっていた"ことに留意し，「物足りない」ぐらいの負荷量から始め，確実に継続できることを確認してから運動の種類や負荷量を漸増する．

「痛みが出るが何とか耐えられるギリギリの運動」は，新たにチャレンジし乗り越えようとする運動であるため，不安や恐怖を伴っている運動であることを考慮すべきである．"痛みに強くなっている"，つまり痛みが相対的に減弱している，"いつもとは違う新鮮な痛みを体験した"という気づき，乗り越えよう（自分で対処しよう）とする coping-skill の獲得につながる．この際，痛くなっても日常生活に支障がない場合が多く，できる ADL が増えてくる場合もある．pacing として，運動の種類や負荷量は増やさずにそのまま継続し，痛みを生じず1週間運動が継続できるようになれば種類または強度・量を漸増する．また，ストレッチングや関節可動域（ROM）トレーニング，体操など局所のコンディショニングを痛みへの対処法として追加指導する．

18. 慢性痛患者への具体的な運動指導法

10 ▶ 運動指導法（2回目以降）

運動指導のポイント（2回目以降の手引き）

前回受診後の状態を確認

- 運動による "痛くなった" の訴えと同時に，"日常生活はできている" ことを確認する
- その痛みが
  - 2，3日で治まっている場合：筋肉痛であることを説明 ➡
    継続または漸増を指示
  - 1週間後も続いている場合：運動方法の誤りを説明 ➡ 方法の再指導

運動量の評価・フィードバック

- 「痛くなるが耐えうるギリギリの運動」➡
  「痛みの出ない運動」に変化したことを実感させる
- （相対的に）痛みが減弱していることを実感させる
- self-efficacy の向上を目標に，Pacing を徹底させる

受動的治療からの脱却

- "触ってもらう施し治療" が報酬にならないよう，受動的治療は最小限に留める
- 運動療法によって能動的なリハビリテーション（Hands-off rehabilitation）へ移行する

　前回受診後の状態を確認すると，運動導入当初は痛みと不安の訴えが多くなるが，「従来の日常生活は "なんとか" できている」ことが多いので，痛みが出ても対処できたことを称賛する．（1）痛みが2，3日で治まっている場合は，運動効果の一環として筋肉痛が出たことを説明し，①不安が強い場合は，そのまま継続するよう指示，②意欲が高い場合は，強度をそのままにして頻度や種類を漸増し，痛みが出れば調整するよう指示する．（2）痛みが1週間後も続いている場合は，運動方法が間違っていることを説明し，方法の再指導（運動のやり方を再チェックし，誤りを指摘・修正）を行う．

負荷量の評価・フィードバック時には，「痛くなるが耐えうるギリギリの運動」が「痛みの出ない運動」に変化してきたこと，その変化は（相対的に）"痛みが減弱した"ことを実感させる．負荷量を増やしていくことで痛みがコントロールされやすくなり，self-efficacy が高まることを目標にもたせる．ただし，期待が過剰な場合や焦りが強い場合には，pacing を徹底する．

　受動的治療の脱却には，"施し治療"を受けることが患者にとって報酬，つまり痛みを訴え続けることの意味付けにならないよう，受動的治療は最小限に留め，そのことを最初に説明しておく．運動療法によって徐々に能動的なリハビリテーション（Hands-off rehabilitation）へ移行することで，医療者への依存を避け，セルフマネジメント能力の向上につなげる．

18. 慢性痛患者への具体的な運動指導法

11 Case study

Case study　こんな患者がいたとしたら
頚椎術後遷延する後頚部痛　50歳代，男性，管理職（休職中）

● 現病歴
【X-3年○月：発症】
　頭痛，手足のしびれ・脱力感，歩行困難出現
【発症4か月後：手術】
　A病院にて頚椎症性脊髄症に対し頚椎椎弓切除術（C4-6）
【術後3週間：転院】
　B病院で1か月入院，リハ（物理療法 ROMトレーニング，作業療法）
【術後2か月：退院】
　自宅療養とB病院での外来リハ継続
【術後3か月：復職】
C病院で通院リハ（ホットパック，マッサージなど）開始

（3年間）短期休職繰り返し，現在，長期休職中
運動機能は改善，手足のしびれ残存，後頚部痛と頚肩凝り感出現

術後3年：紹介受診

● 身体所見
- 運動機能，筋力に問題なし
- 上下肢感覚障害もなし
- 上下肢腱反射は正常
- 右Spurling（＋）以外，神経所見なし
- 痛み（NRS 8/10）は後頚部に2か所
  - "ピシッと電気が走るような"痛み
  - "ドクドク脈打つような"痛み

● 画像所見
- MRIにて除圧は維持できている

● 身体機能，心理社会的評価
- PDAS（機能障害）：10/60
- BPI（ADLの支障）：32/70
- HADS：不安8/21，抑うつ15/21
- PCS：25/52点，反芻13，無力感6，拡大視6
- EQ-5D（QOL）：0.473

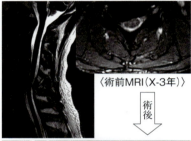

〈術前MRI（X-3年）〉

術後

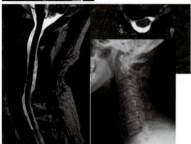

〈初診MRI，X線（X年）〉

身体的な所見から痛みを説明する根拠は見出せない．消炎鎮痛薬の効果なし．精神心理社会的情報より，病名を聞いて"重病だ"と不安になり，さらに手術を行ったことで"頚周囲（上半身）はほとんど使えない，使うと悪くなる，できるだけ安静にして手術の効果を維持しよう"と考えるようになり，いつも頚のことにとらわれるようになった．症状出現と運動恐怖が強く会社を休みがちになり，引きこもりのような生活になった．もともと運動習慣はない．周囲からは"サボっている"ような印象をもたれ，会社（上司）からは退職を，家族（実父母）からは早期復職を迫られているように感じるようになった．外来リハ（受動的リハ）がよりどころとなり，"リハがあるから何とか毎日を過ごせている"との認識であった．復職の目途が立たず，生きるうえでの楽しみや目標を見失い，何もする気がせず，何かすれば痛みが発作的に生じるのではないかとの不安・恐怖が強い．また，気分の沈み込み，先行きの不安定性，焦り，イライラ，怒りっぽさがあった．痛みで目覚めることがあった．

18. 慢性痛患者への具体的な運動指導法

12 Case study ―運動指導法の具体例―

ゴールセッティング（長期目標）: 半年後の復職
①デスクワーク持続, ②就労・通勤のための体力,
③対処方（coping‐skill）の獲得

ゴールセッティング（短期目標）: 短時間の運動・作業継続
①運動（屋外活動）の持続可能, ②頚椎の可動性増大,
③事務作業への慣れ

運動（行動）プログラムの設定: 運動と作業シミュレーション課題
①全身運動, ②局所運動, ③活動量管理,
④痛み‐行動日記の記録

フィードバック: 痛くなる前・なった時の対処法
上記運動を作業中頻回に行う
ゴールとリハプログラムの修正: 漸増運動療法
①全身運動を漸増, ②（3か月後～）作業シミュレーションを追加

　この症例の具体的な運動指導法を考えてみよう.

　長期目標は,「痛みの減少」ではなく, 可及的速やかな復職と考え, そのために
は①時間単位でのデスクワーク持続, ②就労・通勤に耐えうる体力, ③痛みが出そ
う・出た時の対処法の獲得が必要となる. 目標期限の半年間でこれらの3項目がク
リアできる短期目標を週または月単位で区切って立てる必要がある.

　短期目標は, 運動の習慣化とデスクワークへの慣れとして, 最初の1か月間で①
運動（屋外活動）が継続でき, ②頚椎・上背部の可動性・柔軟性を増大し, ③長時
間の連続デスクワークを避けて小刻みに休憩・姿勢調整を入れることを目指し, こ
れらの要素が含まれる運動・行動プログラムを計画しなければならない.

　運動プログラムとして, ①全身運動（ウォーキング, ラジオ体操）, ②局所運動（頚
部・上背部のストレッチング）, ③活動量（歩数, 距離, 時間など）の記録, ④痛み‐
行動日記（痛みの程度, 運動, 服薬, ポジティブなイベント）の記録などが考えら
れる.

　再診時には, フィードバックとして「痛みが出そう・出た時の対処法」として,
寝込んで安静にするのではなく, 上記の局所運動や全身運動をその時こそ試してみ
るよう指導する. 短期目標の上方修正とそのためのプログラム修正として①②の負
荷量漸増と③事務作業シミュレーションの追加を検討する.

13 Case study ―運動指導と経過の具体例―

NRS 8

セルフエクササイズ【ウォーキング，TV 体操，ストレッチングなど】
1 か月後　　　　　　　　　　　　　　　　5 か月後

| 30 分 *2 回 | 60 分 *2 回 | 1 か月後 勤務先との連携（産業医・上司と 情報交換，復職計画） 痛み専門精神科医の診療開始 | 60 分 *3 回 |

NRS 2

作業シミュレーションプログラム
3 か月後　　3.5 か月後　4 か月後　　5 か月後

NRS 0〜1

復職プログラム
6 か月後　　6.5 か月後

| 1st step アナログ 課題 （2 時間） | 2nd step VDT*作業 課題 （2 時間） | 3rd step VDT 作業 課題 （4 時間） | 4th step VDT 実務 課題 （6 時間） | 出社シミュ レーション 実務なし | 実務復帰 パート →フルタイム →残業 |

姿勢管理，作業中断，ペーシング，コーピング

* VDT：visual display terminals

現在，就労継続中

当初の痛みは消失，後頚部の凝り感（鈍痛）のみ残存

2 週間後には，30 分間の全身運動と頻繁な局所運動を継続中で，「初診時に説明を聴いて気持ちが楽になった」，「だからといって後頚部痛がなくなったわけではない」，「痛みが出ると"治ってはいないんだなあ"と再認識させられ気分が沈む」などの訴えがある．

1 か月後には，運動は継続中で「運動を続ける自信は出てきた」「夜眠れるようになってきている」と表情はやや柔和になるが，「知人との趣味活動はまだ自信がない」と小変化に留まる．産業医と上司を交え復職計画の確認，就労環境・条件の整備を実施し，「これでリハに集中できる」と安心感と前向きな姿勢がうかがえる．

18. 慢性痛患者への具体的な運動指導法

3か月後，後頸部痛が激減し，「後頸部痛は時々出るが，ほとんど気にならない」「後頸部痛の発作が出たらどうしようという不安はあるが，"この治療が最後の勝負"と思っているので投げ出せない」と能動的な意欲が高まってくる．痛みの軽減と痛みがあってもプログラムを継続できていると判断すれば，復職に向けての作業シミュレーションプログラムを開始する．また，外出や屋外での活動が増え，知人の仕事の手伝いなど社会的役割に目が向き始める．

半年後，診療中，絶えず笑顔が見られ，痛みはほとんど気にならない状態となり，痛みが出れば対処すればよいと思えるようになってくる．調子がよく，順調にプログラムが進んでいると実感できるようになり，復職に向けてパートタイム勤務からフルタイム，残業追加の目途を産業医と上司を含め計画する．

14 まとめ

- 運動指導は，慢性痛患者の特徴を知ったうえ，pacing, decision-making, self-efficacy に留意する
- "小さな成果をたくさん集める"ことで，小さくても達成感を数多く体験し「自信」につなげ，coping-skill を蓄積，self-efficacy を高める
- 運動療法は慢性痛患者の痛みと機能改善に有効である
- 運動は広汎性に鎮痛を得られることから，まずは痛くない部位または全身性の運動から始め，罹患部の痛みの緩解が得られてくれば，徐々に有痛部の運動を取り入れていく
- 運動はやりすぎもやらなさすぎもよくない．焦らず，pacing による漸増運動療法が重要である
- 運動指導法のポイントは①運動，②pacing，③decision-making を行うことである
- 具体的な運動指導は①ゴールセッティング（長期目標→短期目標），②運動（行動）プログラムの設定，③フィードバックとゴール・プログラムの修正の順で進める
- 初診時には運動によって痛みが出る可能性とその対処について説明しておく
- 2 回目以降の再診時には，前回受診後の状態を確認し，運動量の評価・フィードバックを行い，できるだけ早期に受動的治療からの脱却（Hands-off rehabilitation への移行）を目指す
- 早期から精神心理面への配慮が必要である

■ 文献

1) Vlaeyen JW, Linton SJ. Fear-avoidance and its consequences in chronic musculoskeletal pain: a state of the art. Pain. 2000; 85: 317-32.
2) 丸田俊彦. 慢性疼痛への精神療法的アプローチ. 心身医. 2009; 49: 903-8.
3) 松原貴子, 他. 慢性疼痛とリハビリテーション 1 総論. 総合リハ. 2016; 44: 465-75.
4) 松原貴子. 運動による疼痛抑制の神経メカニズム. ペインクリニック. 2014; 35: 1655-61.
5) Heneweer H, Vanhees L, Picavet HS. Physical activity and low back pain: a U-shaped relation? Pain. 2009; 143: 21-5.
6) 松原貴子. ペインリハビリテーションの現状. In: 松原貴子他, 編. ペインリハビリテーション. 東京: 三輪書店; 2011. p.363-86.
7) 松原貴子. 高齢者の日常生活行動と筋痛―予防法を含む―. In: 祖父江逸郎, 監修. 高齢者の感覚障害: 慢性疼痛を中心に. 愛知: 長寿科学振興財団; 2016. p.191-9.

〈松原貴子〉

19 ● 慢性痛患者への実践会話

1 医療者から言われて患者が不快だと感じた

「(よくある) NG ワード！！××」

「年（加齢）ですね」	⇨	「全部年のせいにされた！」
「治りませんよ」	⇨	「絶望的な気持ちになった」
「どこも悪くないですよ」	⇨	「そんなわけない！　絶対に原因があるはずだ！」
「気のせい」	⇨	「意味がわからん！」
「心因性ですね」	⇨	「心が悪いって言われているみたいで腹が立つ！！」

＝

「納得がいかない！！」

　慢性痛患者は不安が強い上に，「身体のどこかに必ず痛みの原因があるはずだ」と思い込んでいることが多い．日常診療における臨床現場では，そういった患者と医療者の間に信頼関係が築かれていないうちに，上に示すような言葉を投げかけることで，患者は「見捨てられた」「納得がいかない」「腹が立つ」というような気持ちになりますます不安・不満・怒りが募っている．そしてその感情が，原因不明瞭な痛みを助長する一因になっているものと考えられる．

2 基本姿勢

It is more important to know what sort of person has a disease than to know what sort of disease a person has. (ヒポクラテス)

慢性痛診療においては
どんな病気を治すかよりも，
どんな患者を治すかが重要!!

1）まずは患者の訴えを聴く
　　　　　　　　　…傾聴
2）いきなり患者を否定しない
3）正しい知識の提供
　…認知の歪みや思い込みを是正
　　　　　　　　　…受容

　慢性痛患者との会話ではなにより，患者の持つ病気そのものについての対話というよりも，患者そのものとの対話が重要となる．

　実際の対話においては，基本的に自由に話してもらうが，経過も長く，系統立てて説明できなくなるケースも多い．そういった場合はこちらからある程度の流れを作り，それに沿って話してもらうこともある．例としては，「**まず身体の痛い場所を教えてください**」「そこが痛くなったのはどれくらい前からですか？」「なぜそうしようと思ったのですか？」など，が使いやすい言葉としてあげられる．インターネットやマスコミなどから得た情報や，ドクターショッピング，誤った認識などから，原因や症状について思い込んでいることが多いため，正しい知識を提供していくことも重要となる．ただし，これまでやってきたこと（医療・自助努力）がたとえ間違っていてもそれを直接否定せず，まずは努力を認め，話の内容を受け入れることが大切である．

3 慢性痛の正しい知識を提供する

①慢性痛には器質的な原因が見つからないケースがあること
②嘘のように痛みが消えるような魔法の治療を見つけることは困難（ゼロではないが過度に期待しないこと）
③だったらどうすればいいか？　→
医療＋自助努力，脳・身体・心の関係を知る

劇的に効果のある治療法を見つけるのは困難なことが多いため，半分は医療・あとの半分は自分の努力が必要だということを説明する．

100％医師（医療）に依存しないということ

　ドクターショッピングを繰り返すような慢性痛患者は，①「この痛みには必ず身体のどこかに原因があるはずだ」と思い込んでいることが多い．しかし，実際はどれだけ検査をしても，痛みの原因（明らかな因果関係）が見つからない場合があるということを知って受け入れてもらう．②また「ない」わけではないが，魔法のように痛みをゼロにするような治療法を見つけることは困難であることを説明する．③ ②の理由から，100％医療（医師）に依存せず，ある程度は自分の努力が不可欠だということを理解してもらう（依存状態では根本的な解決にならない）．

4 自分の努力ってどういうこと？

まず，「**身体の痛みも心の痛みも脳が感じていて，脳・身体・心は切っても
きれない関係にある．そして心は脳と身体の痛みをつなぐ役割をしている**」
と説明

「具体的にどうすればいいの？」

- 特別な例を除き，**痛みがあっても運動すること**（1日5分ウォーキング）
  …痛いからといってじっとしているとますます痛みは悪化する
- 認知（痛みに対する考え方など）や思考のクセを変えていくこと
  …負の感情は痛みの悪化に影響を及ぼす場合がある
- 身体と認知（心）のどちらか片方ではなく，両方を訓練（意識）する
  …急激な改善を目標にせず長期的な視野で少しずつ前進していくこと

次に，痛みは脳で感じている（脳が関係している）ということを説明していく．「痛
みの信号」は，痛みの神経線維を伝わり脳で認識されるが，これまでの研究により，
体性感覚野，帯状回，前頭葉，小脳など，脳の様々な場所で認識されていることを
話の中に盛り込み，説得力を高める工夫として用いる．例として，「痛みの信号」
は本人の喜怒哀楽や運動など，様々な活動により信号自体が変化すること，その結
果，作業に没頭していると認識される痛みの強さに変化が生じることなど，実践を
交えながら説明していく．このような情報を使用しながら，痛みの感じ方や体を動
かす重要性について説明していくと，話が受け入れられやすくなる．

19. 慢性痛患者への実践会話

5 ▶ ほめること・認めること

> 本人が努力していると思っていることや，その自覚がなくても実際に行っている事実についてまずほめる

会話例）　pt：「痛みがあっても歩くようにしているんですけど…」

NS：「痛みがあっても努力して歩いていること，素晴らしいですね」

pt：「痛いけど家事はしないといけない，誰もやってくれないので泣く泣くやっている」

NS：「もう嫌だ！　と何もかも放り出すこともできるかもしれないのに，そうやって努力して頑張っているんですね．本当によく頑張っていますね」

自己肯定感や自尊心が低い人が多いので，"できていること"や"実際に行っていること"などについて「当たり前ではない」＝「痛みがあっても頑張っていること」だととらえ，「素晴らしい努力です」「よく頑張っていますね」「ここまでよく頑張ってこられましたね」「あなたの努力そのものです」「あなたは十分頑張ってきたと思いますよ」などというフレーズを使って，まずほめる（認める）

「ええ！　そうですか⁉」「誰にもそんなこと言ってもらったことがない」と泣き出す（特に女性に多い）
「自分はダメ人間だと思っていた」「何もできていないと思っていた」など

　こちらの意向に従ってもらいたい時（教育を受け入れてもらいたい）は，まずほめてから伝えると，患者はこちらの話を聴く態勢になりやすい．自己肯定感や自尊心が低い人が多いので，「できていること」や「実際に行っていること」などについて当たり前ではない＝あなたが努力して頑張っていることであるということを伝える．自分が行ったことを認められるとこちらに好意を持つようにもなるので，改善点を伝えようとするときには，ほめながら相手を聴く態勢にする．いきなり否定をされて嫌な思いをすると話自体が終息してしまうことがある．

6 会話の中に大事なフレーズが潜んでいる

会話例） pt：「友達とおしゃべりしている時は痛くないんですよ」
「草むしりをしている時は気が紛れています」

NS：「そうでしょう．それはいつもは痛みのことばかりに集中している脳が楽しいことや好きなことの方に集中（方向転換）しているからなんですよ」

● どういった時に痛みが楽なのか，または忘れているのか，その経験を聞きだし，それを利用して説明すると導入しやすい（関心を持ってくれる）

さらに…
会話例） NS：「逆に，もし一日中ソファーに座ってじっとしているとしたら，あなたは何を考えどんな気持ちになり，痛みはどうなると思いますか？」

pt：「多分，痛みのことばかりえて不安が強くなるし，もっと痛くなるような気がします」

● 仮定の話を設定し，その場合どんな結果になるのかを患者に考えてもらう

　慢性の痛みは「生物心理社会モデル」として，その病態を理解することが重要と言われているが，患者の社会的な営みを聴取していく際に，重要なキーワードが出てくることがある．またアドバイスをしていくなかで，患者が発した言葉を使うと，話に関心を持ってもらいやすい．相談者の考えや感情にまつわる言葉が聞かれない場合は，「あなたはどう思いますか？」「なぜそう思ったのですか？」というふうな質問をして，こちらから言葉を引き出していくようにする．

7 　50/50

> 慢性痛の治療は，半分は医療の力，あとの半分はあなたの努力で前進していく

…「医師に 100% 依存したり，医師にすべてどうにかしてもらおうと思わない」
…「医療の力はあくまでも補助的で，よくなるための軸はあなた自身」

● イメージしやすいように具体例を用いて説明することで受け入れられやすい

例) ～効果がないと自覚しているのに，ブロック注射を漫然と打ち続けているケースの場合～

NS:「なぜなら注射をしてもその時はいいですが，数日後にまた痛みが元に戻りますよね？　あなたはそれを今後一生繰り返しますか？　慢性痛は正しい知識が身に付かないと，結局一瞬の快楽を求めてドクターショッピングや効果のない治療を漫然と繰り返すことになりかねません．要するに，根本を改革しないと同じことの繰り返しなのです」

● 患者の実際の体験を用いて説明するとよりよい

● 「治す」ではなく，あえて"前進していく"という言葉を使う
　…治すというと患者が過度に期待する危険性あり
　あえてマイルドな表現を使うことと，**患者自身の力で進んでいくという**意味も込めて

　医療（医師）に治療のすべてを依存していては根本的な改善につながらないことが多いことを理解してもらう必要がある．もともと何かへの依存傾向が強くあり，さらに治療効果が得られていない患者には，本人の経験談（疑問に思いつつ継続している治療など）を用いながら，その理由を説明していくと理解されやすい．

8 「無理」や「できない」ではなく，「何ができるか」

運動を勧めると，「時間がないからできない」「動くと余計に痛くなるからできない」と言って拒否することがしばしばみられるので…

- 運動は，1日5分でいいという低いハードルを設定

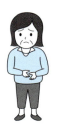

それが無理と言うなら「何分だったらできそうですか？」と聞き，3分でも1分でもいいのでさらにハードルを下げて「それならできそう」という目標を一緒に考える．
- 外で歩くのが無理なら朝，日光を浴びることからでもいい
- とにかくまず，今より活動性を向上してもらうことが大事！

会話例）
- 「これくらいだったら翌日寝込まずに続けられそうというペースをつかみましょう」
- 「調子のいい時だけたくさん動いて，そうでない時や気分が乗らない時には全然しないという極端なやり方は好ましくありません．短い時間でいいのでコツコツ継続できることが重要です」
- 「とにかく小さなことをコツコツ積み重ねていくことが大事です」
- 「どうしよう，でも，やっぱりなどと色々考えない！ 考え始めると動けない．だから考える前に動く！」

痛みが慢性化した患者では，しばしば自己効力感が低い[1]．このような患者では，無意識のうちに「自分でできること」の可能性を否定しているケースも多い．このようなケースでいきなり高い目標をあげても実行（達成）できず行動変容につながらないケースも多いため，まずは簡単な目標を設定していく．

9 しかし…

> 性格的に真面目な人が多く，少しできないだけで「自分はもうダメだ」，「もうすべて終わりだ」と諦めてしまったり，絶望的になったりすることも少なくない（極端な思考）

- 理想は毎日外に出て運動をしてもらいたいが，どうしても無理な時やできない日があってもいいことを伝える

会話例）
- 「ダメな日やできない日があっても大丈夫ですよ．そんな時もあります．そういう時にもうダメだとか 0 点などと過度にご自身を責めたりしないでください」
- 「100 点満点でなくていいんですよ．いつも満点を目指していたら疲れるでしょう？ もう少し楽に，今よりもう少し自分に優しくしてあげましょう」
- 「こうじゃないといけない！ という考え方は結果的にあなたを辛くさせます．だから何でも"ほどほどに"という考え方のクセをつけられるようにしましょう」

　一方，言われたことが少しでもできないと，すべてがダメだと考える完全主義（全か無の考え）の患者が少なくない[2]．症状だけでなく，治療行動に対して，「こうでないとダメだ！」というような思い込みを持つケースは少なくないので，簡単な例をあげながら，偏った考え方へアプローチしていく．具体的には，その考え方が痛みの悪化や持続，また自分自身をも苦しめている原因の一つでありうることを伝え，わかりやすい表現を用いて少しずつ是正していく．ただし，完全主義（真面目，几帳面など）の考え方そのものが悪いわけではないことも説明し，「だからあなたはダメなんですよ！」というような患者自身を否定する言葉を使わないことは大切である．

10 ▶ 患者本人が気づく

最初は「痛みのせいで**何もできない**んです！！」と言うが…

できていることを聞きだし，認識してもらうことで「そう言われてみれば，私は○○も○○もできているね」というような言葉が聞かれるとよい.
患者本人に，「できていることに気づいてもらうこと」が大事.
さらにそれをほめることで，自己効力感を高めていく.

他人と環境は変えられないが…
（現状を他人や周囲の環境のせいにしている）

会話例）　pt：「こんなに痛いのに夫は何もわかってくれないし，助けてくれない！」

NS：「ご主人のことはあなたの力ではどうにもなりませんが，あなたのことはあなた自身で変えることができます.身体も心も，あなたの力でコントロールできるようになれば，きっと今よりも楽になると思いますよ.自分が変われば，周囲も変化してくるかもしれません」

〜逆に，自分のことは自分でどうにかできる〜

　実際にできないことや，できなくなったことはあると思われるが，それを「すべて何もできない」ととらえている患者が多い.実際に日常生活上でどんなことをしているかを聞きだすことで，「何もできない」ではなく，「実はできていることがある」ということに気づかせる.またこうなってしまったのは，他人（家族など）や社会など，自分を取り巻く環境のせいだととらえている場合もある.何とかしてそれらを変革しようと試みるが，思い通りにならないので苛立ち，不満が募り，痛みが改善しない要素の一つになっていることがしばしば見られる.変えようのない過去や，他人のふるまいに振り回されず，まず自分自身を見つめ直す必要性を伝える.

19. 慢性痛患者への実践会話

11 ▶ 責めない

ドクターショッピング，家族関係（離婚や DV），養育歴（虐待，自殺未遂など）や職場での問題，うつ病など，これまでしてきたことを後悔したり，自分を責めたりしていることも多い

会話例） • 「そうするしかなかったんですよね」
「あなたは悪くありませんよ」
• 「きっとそうしなければ生きてこられなかったんですよね」

• **過去を否定しない．ただし肯定ではなく，受け入れるという姿勢**

自分を客観視することの必要性

慢性痛の方は日々痛みにとらわれて生活しているため，自分を客観視することが困難な場合が多い

会話例） **NS：** 「友人や家族があなたと同じような状況であったとします．その時，あなたならその人になんと声をかけてあげますか？」

pt： 「悪いところはないんだから，そんなに気にすることないじゃないって言いますかね」

• 渦中にいる自分自身を俯瞰することで気づきが芽生えることもある

　これまでに良かれと思って行ってきたこと，置かれた環境などについて，患者本人が後悔したり，過度に自責したりしているケースも少なくない．本人にはどうしようもなかった事柄も含め，たとえそれが正しいと思えなくても，一旦は受け入れることが大事である．それらを否定することは，患者自身を否定することになりかねない．

　また痛みにとらわれて生活している患者は，自分を客観視することが苦手である．そういった場合，自分自身を第三者の目線でとらえてみる作業を行ってもらうと，冷静に評価できるケースがある．それが「気づき」の一つになるとよりよい．例えて言うと，自分の大切な家族や友人が自分と同様の辛い状況に陥っていると仮定した場合に，その人に対してどのような声掛けをするかを考えてもらう．

12 ▶ 一人ぼっちではない

> 周囲から理解されないという疎外感があり（精神的孤立），「こんなに辛いのは世の中で私一人だ」と思っている
> （どんな人がどんなことで困っているかを知らない，知る術もない）

会話例）「あなたと同じように痛みについて悩んでいる人はいますよ」

- 同じように苦しんでいる患者が他にもいることを伝えることで，自分だけではないんだということがわかり，安心し励みとなり，次の行動に移す動機づけ（きっかけ）になる場合もある．また，医療者もあなたを見守っている存在だということも伝える．

　治療について，医師から介入困難や協力が得られないなどと判断された場合や，患者自身のふるまいにより家族や友人，社会全体から孤立していくケースも多い．また，痛みにとらわれ視野が狭くなり，周囲に関心を持てなくなるため，「世の中でこんなに辛いのは自分一人だ」という偏った思考になりやすい．困難な状況に悩んでいるのは患者（あなた）一人ではないということ，そういった患者をたくさんケアしてきているという事実を伝えると共に，常に寄り添っているという気持ちを伝えることが患者の不安感や孤独感を軽減させ，痛みとも関連していくものと思われる[3]．

19. 慢性痛患者への実践会話

13 ▶ 安心させる

「原因不明とばかり言われてきて不安，納得がいかない！」

会話例）「逆にどこも悪いところが見つからないということは，その痛みは今すぐ治療が必要なほど悪い痛みではないかもしれません」

●逆の発想を提供してみる

場合によっては根拠のない励ましも特効薬に

（※会話の内容からこのタイプだったら大丈夫そうだという見極めが必要）

会話例）「大丈夫，希望があると思います．きっとよくなると思いますよ」
（責任があるのでちょっと勇気がいりますが…）

あなたの話しを聴いて「私はそう感じたと」いう思いを伝えることで背中をもうひと押しすることができる．
「頑張ります！」「やってみます！」「まずは始めることですね！」
などと前向きな返事が返ってくることも多い．

　痛みには必ず器質的な問題があるはずだと思い込んでいることが多いため，医師に「原因不明」「画像上ではどこも悪くない」などと言われるとなかなか納得できず，ますますそれに固執してしまう．そういった時，発想の転換をしてもらうことで，不安や不満を解消することができる場合もある．
　また「医療従事者の Positive な対応が，治療成績向上の鍵」であることが報告されており[4]，必要以上に Negative な言葉を使って不安がらせないことも会話の中では重要となる．

14 ▶ 前医を悪く言わない

> 医師への不満を強く訴える人も多い.
> 前医の言葉は重いが，そこに固執させない.
> 一緒になって悪口を言わない.

会話例） • 「医師もそれが最善だと判断して行ってきたのだと思います」
• 「起きてしまったことをどれだけ悔やんでも仕方がありません. これからのあなたのことを一緒に考えましょう」

• 他人を責め続け，過去を悔やんでもどうにもならない

涙の意味

会話中，号泣する患者も少なくない. 印象は様々であるが，悔しい，辛い，悲しい，怒り…など負の感情に伴う場合であることが多い（ほぼ女性）.
また，ただただ不満を打ち明けながら最後まで泣いているケースもある中，逆に最後には泣きながらも，気持ちによい変化が見受けられるケースもある.
そういった場合は，「それは悲しい涙ではなく，うれし涙ですね？」
〔よい感情を認識（印象づける）してもらう. そのまま泣かせて終わらせない〕

　これまで患者がとってきた行動について評価，それを是正しようとしていく際には，前医や医療機関の悪口を言わないように注意する. これはよりよい結果を求めたいがためにドクターショッピングをしてきたその本人の意思を否定することにもなりかねない. それと同時に，他人を恨んだり，過去を後悔する感情に固執することが，痛みに悪影響を及ぼす可能性があることをほのめかしていく.
　また話を進めていくなかで辛い気持ちや悲しい気持ちに接する場合，患者が涙を流すケースに遭遇する. この際には，自分の中での想像力を働かせ涙のもつ意味を想像する. それが気持ちの変化に伴うものであると考えた時には，前向きな言葉を使ってあえて意識できるようにする.

15 目標・理想

- 患者本人が**考え，気づき，行動に移すこと**

それができたら，アドバイスを理解（受け入れて）して本人の言葉で返してくる．
※あくまでも，患者自身の口から発せられることが大事

会話例） pt：「まずは運動を始めることですね」「なるほど脳が関係しているんですね」

これを**ほめて，反復すること**でさらに理解と意欲を高める．

> ～患者の背中を押す言葉～
> 「他人や環境に振り回されず，心も身体も自分の力でコントロールできるように」
> 「あなたの人生は誰のものでもなく，あなた自身のもの」
> 「これからの人生を痛みに支配されたものではなく，そこから解放されたものにしてほしい」
> 「ほんの些細なことの積み重ねが結果となって自分に返ってきます．やったらやっただけ，何もしなければしないだけの結果が出ます」
> 「やるかやらないかを決めるのは，あなたです」

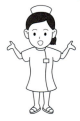

　近年，慢性痛治療には様々な職種が関わり，ともに連携したアプローチが推奨されており，日本でもそのような取り組みが行われ始めている．その中で重要なのは，患者本人が自分の行動を見つめなおし，悪循環の行動に気づき，それを是正する行動に移すことである．会話だけで「患者の痛み」そのものを改善させることは難しいが，行動を変え，日常生活をよりよいものへと導く手段の一つになる可能性は秘めている[5]．このような会話の後押しにより，行動変容の一助となればありがたい．

■ 文献

1) Jackson T, Wang Y, Fan H. et al. Self-efficacy and chronic pain outcomes: a meta-analytic review. J Pain. 2014; 15 (8): 800-14.
2) Gorczyca R, Filip R, Walczak E. Psychological aspects of pain. Ann Agric Environ Med. 2013; 1: 23-7.
3) Eisenberger NI, Lieberman MD, Williams KD. Does rejection hurt? An FMRI study of social exclusion. Science. 2003; 302 (5643): 290-2.
4) Thomas K. General practice consultations: is there any point in being positive? BMJ. 1987: 294; 1200-2.
5) Ikemoto K, Yamagata Y, Ikemoto T, et al. Telephone consultation partially based on a cognitive-behavioral approach decreases pain and improves quality of life in patients with chronic pain. Anesth Pain Med. 2015; 5 (6): e32140.

〈池本佳代〉

20 慢性痛に対する認知行動療法

1 慢性痛と認知行動療法

● 慢性痛

⇒心理的要因が慢性化の背景にある

● 認知行動療法

⇒慢性痛患者に有効とされる心理療法

(Williams AC, et al. Cochrane Database Syst Rev. 2012; 11: CD007407)

認知行動療法は慢性痛の「何」に対して有効なのか？

①慢性痛から生じる問題と認知行動療法の有効性

　最初に，慢性痛から生じる問題と認知行動療法の有効性についてまとめる．痛みが慢性化する背景には，物理的要因だけでなく，心理的要因の影響も大きいとされている．この心理的要因に対する介入として近年注目を集めているのが認知行動療法である．現在までに複数の無作為化比較試験が行われ，認知行動療法は慢性痛に対する有効な介入法とされている．ただし，慢性痛患者の痛みそのものの低減に対する効果はさほど大きくないことを示す研究が多い．それでは，慢性痛患者の「何」を改善するのに認知行動療法は有効なのであろうか．

2 認知行動療法が有効な領域

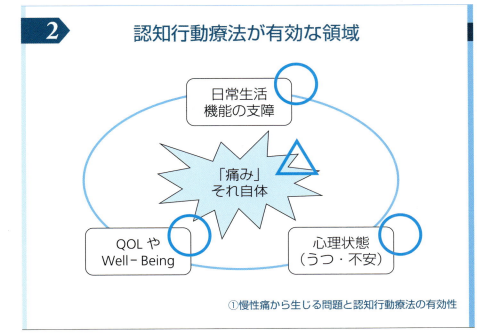

①慢性痛から生じる問題と認知行動療法の有効性

　慢性痛患者の苦しみは大きく4つの要素に分類できる．当然ながら痛みそれ自体があげられる．しかし，痛みだけが慢性痛患者の苦しみではない．具体的には痛み以外に3つの要素がある．まず，日常生活機能の支障である．買物や料理や掃除，散歩や階段の上り下りなど，日常生活に困難が伴うようになる．次に，QOLやWell-Beingである．慢性痛を生じるまでは楽しめていた趣味や活動が十分にできなくなり，対人関係も疎遠になっていくなど，日々の生活から充実感や満足感が失われていく．最後に，うつや不安といった心理状態である．原因不明の痛みに対して悲観的な考えが生じて落ち込んだり，見通しが持てないことに不安や恐怖を感じたり，生活が思い通りにならないことに苛立ちが募るなど，心理的に不安定な状態になることも多い．認知行動療法は，特に痛み以外の3要素について一定の効果が認められている．

20. 慢性痛に対する認知行動療法

3 認知行動療法とは

【行動療法】　　　　　　　　　　【認知療法】

　行動変容を重視した理論と技法　　　認知変容を重視した理論と技法

【認知行動療法】

　問題を悪循環と捉え，「行動」または「認知」の変容により，問題解決
　や感情調整を目指す

②認知行動療法のモデル〜4側面の悪循環〜

　次に，認知行動療法のモデルを紹介する．認知行動療法は，主に2つの心理療法
が統合されたものである．一つは行動療法であり，学習理論に基づいて行動変容に
重点をおく心理療法である．パブロフの犬やスキナー箱の実験が有名であろう．適
応的な行動をどのように生起させられるか，どのようにすれば適応的な行動の生起
頻度を高め，それを維持できるかについての理論と技法である．もう一つは認知療
法である．我々がなにかを感じたり行動したりする背景として，個々人がもつ認知
の影響を重要視した心理療法である．認知行動療法は，行動療法と認知療法を統合
し，出来事に対する人間の反応を「認知」，「感情」，「行動」，「身体」の4側面に分
けてとらえる．そして，この4側面で悪循環が生じ，それが維持されていることが
問題と考える．その悪循環に対して行動療法や認知療法の技法を適用し，問題解決
や感情調整を目指すのが認知行動療法である．

4　認知行動療法の基本原則

【認知行動モデルによる体験の理解】
出来事に対する人間の反応を，**「認知」「感情」「行動」「身体」**の４側
面に分け，個々の状況で４側面がどのように相互作用しているかをとらえ
る

②認知行動療法のモデル〜４側面の悪循環〜

(堀越　勝, 他. 精神科治療学. 2012; 27: 201-6)

　認知行動療法には様々な原則があるが，その中でも最も重要な原則は，認知行動
モデルに基づいて人間の体験や問題を理解することである．認知行動モデルでは，
出来事に対する人間の反応を「認知」，「感情」，「行動」，「身体」の４側面で整理す
る．ストレスになる出来事や環境があったとしても，この４側面の各反応やその相
互作用がうまくいけば，ストレスを解消して適応的な状態を維持できる．しかし，
各反応が不適切で悪循環が生じてしまえば，問題が生じて維持されることになる．
認知行動モデルを採用していることが，認知行動療法の最たる特徴である．

5 認知行動モデル

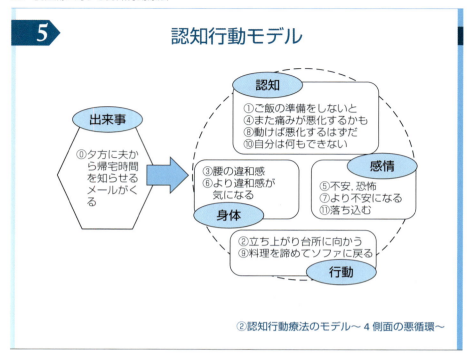

②認知行動療法のモデル〜4側面の悪循環〜

　図は，慢性腰痛を抱える主婦を例として，その悪循環を認知行動モデルで描写したものである．出来事として「⓪夕方に夫から帰宅時間を知らせるメールがくる」と，「①ご飯の準備をしないと」と考えて，「②立ち上がり台所に向かう」という行動をとる．しかし立ち上がって料理をしようとすると「③腰の違和感」に注意が向き，「④また痛みが悪化するかも」という考えが頭をよぎって，「⑤不安，恐怖」が生じる．そうなると，「⑥より違和感が気になる」ようになり，「⑦より不安になる」という望ましくない相互作用が起こる．「⑧動けば悪化するはずだ」という考えが強まり，「⑨料理を諦めてソファに戻る」という行動をとるが，「⑩自分は何もできない」と考えてしまって「⑪落ち込む」ことになる．このように，4側面の相互作用が悪循環に陥ってしまうと問題が大きくなり，いつまでも問題が解消されないのがわかるだろう．

6　Fear-avoidance model

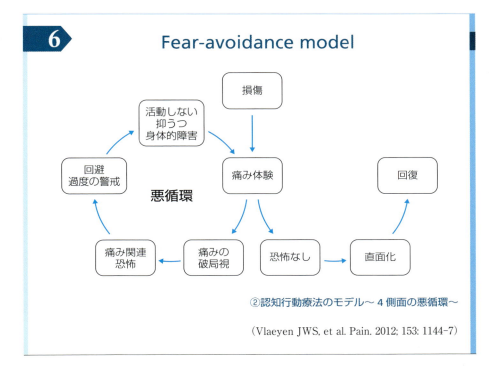

②認知行動療法のモデル〜4側面の悪循環〜

（Vlaeyen JWS, et al. Pain. 2012; 153: 1144-7）

　なお，慢性痛を理解するモデルとして Fear-avoidance model がある．これは，先ほどの認知行動モデルをベースとして，慢性痛によくみられる悪循環の典型例を描写したものである．きっかけとなる「損傷」に対して「痛み体験」が生じるが，過度に悲観的な「痛みの破局視（認知）」があると，「痛み関連恐怖（感情）」が生じ，痛みに対して「回避／過度の警戒（行動）」をするようになり，「活動しない（行動）・抑うつ（感情）・身体的障害（身体）」などの様々な問題が生じ，それがまた「痛み体験」を強めるという悪循環を形成する．しかし，「痛み体験」に対する「痛みの破局視」を変化させることができれば，過度の恐怖を感じなくなり，問題や課題に直面化できるようになって，回復に向かうことが表現されている．

20. 慢性痛に対する認知行動療法

 認知行動療法の他の基本原則

【セッションの構造化】	各／全セッション
【協力的実証主義】	治療者と患者は横並びの関係
【問題の外在化】	悪いのは患者ではなく問題
【ソクラテス式問答】	上手な質問で患者が気づく
【問題解決モード】	患者の主体性と効力感
【心理教育】	公式自体は教える
【ホームワーク】	1週間の167時間を利用
【動機づけ面接】	できない課題は出さない

②認知行動療法のモデル～4側面の悪循環～

(堀越 勝, 他. 精神科治療学. 2012; 27: 201-6)

　他にも様々な基本原則がある．セッションの構造化によって，毎回のセッションも治療全体における各セッションが果たす役割もよく整理されている．協力的実証主義に基づき，治療者と患者の関係は上下ではなく並列になるように心がける．具体的には，治療者は患者をその問題について最もよく知る専門家として尊重し，協働して様々な対策を考えていける関係を目指す．問題の外在化はその一助で，患者自身ではなく，痛みやそれに伴う諸問題が問題ととらえる．患者に対して一方的な指示はせず，患者自身が自ら気づいたり対策案が出せるように，ソクラテス式問答による関わりを重視する．こういった関わりを受けて，患者は痛みに対してただ嘆き悲しむ無力な存在ではなく，問題を解決するための主体へとシフトしやすくなる（問題解決モード）．なお，治療を効率的に進めるために，認知行動モデルのような基本原則は心理教育を通して患者に教えていく．面接で話し合われた対策案はホームワークに取り入れられ，次のセッションまでに患者に実践してきてもらう．設定するホームワークは，動機づけ面接によって患者にとって意味のあるもの，無理のないものに調整する．

8 悪循環を抜けるために

自分の意思で変容可能な以下の 2 点に介入

【認知】	と	【行動】
↑認知療法を援用した介入		↑行動療法を援用した介入

> 「認知」と「行動」を介入の入口として変化させ，
> 悪循環を抜け出し，「感情」や「適応」を改善

②認知行動療法のモデル〜 4 側面の悪循環〜

　認知行動モデルによって問題を悪循環としてとらえた場合，逆に小さくても 4 側面のどこかに変化を起こすことができれば，そこから循環が変化して好転する可能性もあることになる．4 側面の中で人間が自らの意思の力で変化させられるのは認知と行動の 2 つとされる．感情や身体を意志の力で直接的に変化させることは難しいが，「前向きに考えよう」と認知を変えたり，「散歩をする」という行動をすることで間接的に感情を変化させることはできる．つまり，認知行動療法は認知と行動に対してアプローチし，その変容からの相互作用で感情や身体を変化させ，そのプロセスで悪循環を解消して好循環を生み出し，患者の適応を高めていく心理療法といえる．

20. 慢性痛に対する認知行動療法

9 ▶ 慢性痛患者の典型的な悪循環

③慢性痛に対する認知行動療法プログラム

　最後に，筆者らが開発している慢性痛に対する認知行動療法プログラムを一部紹介する．まず，慢性痛患者に典型的な悪循環として2つのパターンが想定できる．一つは Fear Avoidance Model で示されたように，痛みに対して過度に悲観的になり，痛みがわずかしかない時でも，ここで動いたら痛みが出てくるのではないか，より強まってくるのではないかと過度に恐れて，ほとんど活動をしなくなるパターンである．活動しなくなることで筋力や体力の衰えも生じやすく，痛みに対する閾値も低下して，より悪循環にはまりこんでいく．もう一つは，痛みや違和感があっても無理をして頑張りすぎるパターンである．責任感や義務感が強い患者や，他者に対して気をつかいすぎる患者にみられやすい．痛くても無理をして頑張るため，反動として痛みが非常に強まって数日間動けなくなるが，回復してくると動けなかった分を取り戻そうとまた頑張りすぎて再び強い痛みがぶり返し，という上下動を激しく繰り返すパターンである．

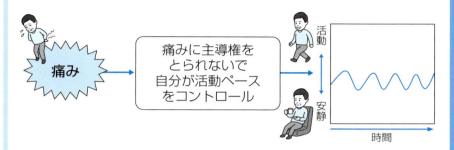

　このような悪循環に対する行動的介入の一つとして，アクティビティ・ペーシングがある．痛みを恐れて休みすぎるだけに偏ってしまうことも，頑張りすぎて痛みが強まって休むという極端な上下動を繰り返すことも，ある意味では痛みに主導権を握られている状態といえる．そこから自分自身が活動をコントロールする主体に戻れるかどうかが重要である．そのために，どのくらいの強度で活動し，どのくらいの時間間隔で活動と休息をとればいいのかを治療者と患者とで検討し，ホームワークを通じて実生活の中で実践してもらい，適切なペースを探っていく．これによって患者自身が望む活動を行いやすくし，それを生活の中に定着させていく介入である．

20. 慢性痛に対する認知行動療法

11 ▶ アクティビティ・ペーシング

【活動する / 休む】
の決定が「痛み」や
「他人」に依存

➡

【活動する / 休む】
の決定が「時間」や
「目標」に依存

例 「痛むかもしれないから
　　やめておこう」
　「今は痛くないから痛く
　　なるまでやろう」

例 「30 分料理をしたら
　　5 分椅子に座ろう」
　「万歩計が 500 ごとに
　　1 分立ち止まろう」

【達成への 3 ステップ】

①ベースライン
　の査定

②目標への
　段階的な接近

③適応的な
　行動の般化

③慢性痛に対する認知行動療法プログラム

　アクティビティ・ペーシングには，時間を基準にするものと目標を基準にするものがある．いずれにしても重要なのは，痛みの程度や痛みへの恐怖心を基準に活動と休息を決定するのではなく，時間や目標といった外の明確な基準に基づいて活動と休息を調整することである．例えば，「痛むかもしれないからやめておこう」とか「今は痛くないから痛くなるまでやろう」といった基準ではなく，「30 分料理をしたら 5 分椅子に座ろう」，「万歩計が 500 ごとに 1 分立ち止まろう」といった基準で活動と休息をとる．そのためには，まず患者が現在の生活ではどのように活動と休息をとっているかを確かめる．次に，時間を基準にするなら，どのくらいの活動時間と休息時間であれば望ましいペースになるかを検討し，その計画に沿って実践を繰り返してもらう．これを通じて，患者は自分にとって適切なペースをつかみ，他の活動にも応用しながら主体的な生活を取り戻していく．

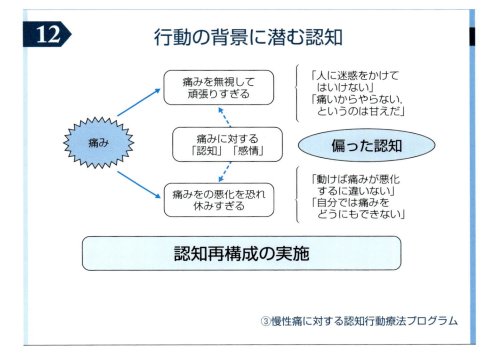

③慢性痛に対する認知行動療法プログラム

　次に認知的な介入の例を紹介する．認知療法の理論に従えば，行動や感情が発生する前には，必ず何かしらの認知が生じていると考える．慢性痛患者でいえば，「人に迷惑をかけてはいけない」や「痛いからやらない，というのは甘えだ」という認知があれば，痛みがあっても無理をしてしまうだろう．逆に，「動けば痛みが悪化するに違いない」や「自分では痛みをどうにもできない」という認知があれば，やりたい活動も試す前から諦めてしまうだろう．つまり，休みすぎる場合でも活動しすぎる場合でも，その背景には患者特有の偏った認知が潜んでいると考えられる．前ページでも紹介したように，痛みを基準に活動するか休息するかを決めている状態ともいえる．こういった認知を変容させることで悪循環を解消し，適応的に活動ができるように促すのが認知再構成である．

20. 慢性痛に対する認知行動療法

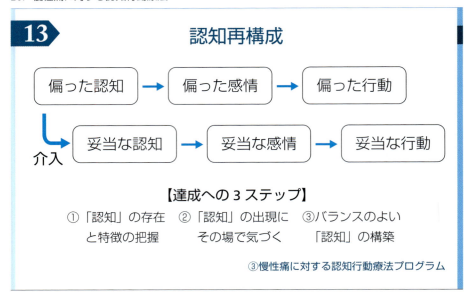

偏った認知は，過度の恐怖といった偏った感情を生み出し，休みすぎや頑張りすぎといった偏った行動を引き起こす．しかし，偏った認知が妥当な認知になれば，その後の感情や行動も妥当なものになり，悪循環から抜け出しやすくなる．これが認知再構成の狙いである．ただし，認知再構成では最初から偏った認知を変えようとするのではなく，まず患者自身が自分の偏った認知の存在に気づけるようになることを目指す．もし患者が自分の偏った認知の存在と特徴を理解できれば，生活の中で偏った認知が生じた際に「これは例の偏った認知が出てきたな」と悪循環に巻き込まれずに距離がとれるようになる．これだけでも患者に一定の変化が期待できる．その後，偏った認知がよりバランスのとれた妥当な認知になるように次の介入を行う．

14 まとめ

- 認知行動療法は慢性痛に有効な心理療法であり，特に日常生活機能の支障，QOL，心理状態の改善に有効である
- 認知行動療法では，認知行動モデルに基づき，「認知」「感情」「行動」「身体」の４側面の循環から問題をとらえる
- 悪循環を改善するために行動と認知に対して働きかける．具体的には，アクティビティ・ペーシングや認知再構成などの技法を用いる

最後にまとめである．認知行動療法は，慢性痛に有効な心理療法として一定のエビデンスを有している．その効果は，主に慢性痛患者の日常生活機能の支障の改善，QOL や Well-Being の向上，うつや不安といった心理状態の改善といった要素に対して認められている．次に，認知行動療法では「認知」，「感情」，「行動」，「身体」の４側面から人間の反応や体験を理解する認知行動モデルを採用している．様々な問題は，この４側面の相互作用が悪循環になっている状態ととらえる．その悪循環を改善するために，人間が意思の力で変化させられる認知と行動にアプローチしていく．行動的な介入としてアクティビティ・ペーシング，認知的な介入として認知再構成などがよく用いられる．

■ 文献

1）Williams AC, Eccleston C, Morley S. Psychological therapies for the management of chronic pain（excluding headache）in adults. Cochrane Database Syst Rev. 2012; 11: CD007407.
2）堀越 勝, 細越寛樹. 精神療法（2）認知行動療法. 精神科治療学. 2012; 27: 201-6.
3）Vlaeyen JWS, Linton SJ. Fear-avoidance model of chronic musculoskeletal pain: 12 years on. Pain. 2012; 153: 1144-7.
4）Nielson WR, Jensen MP, Karsdorp PA, et al. Activity pacing in chronic pain: concepts, evidence, and future directions. Clin J Pain. 2013; 29: 461-8.

〈細越寛樹〉

索　引

あ

愛着障害	216
アクティビティ・ペーシング	289
アドヒアランス	218
アミトリプチリン	74
アルツハイマー型認知症	163
アルツハイマー病	239
安静	235

い

イエローフラッグ	170
痛み以外の視点	42
医業類似行為	127, 141, 142
医原性の障害	22
痛み	152
痛みの悪循環	70
痛みの破局化	7
イミプラミン	74
医療費	137
陰性感情	155
陰性徴候	61
インターベンショナル治療	202
インフルエンザ	242

う

うつ状態	241
裏面交流	88
運動	244, 245, 246, 249, 252, 255, 256, 260, 261
運動習慣	259
運動プログラム	254, 260
運動量	250
運動療法	126, 234, 236, 237

え

エゴグラム	86

エゴグラムのパターン	92
エゴグラムへの介入	91
炎症性疼痛	59

お

悪心	208
オピオイド	203
オピオイド治療	205, 207, 212, 217, 218
高用量化	215
長期化	215
オピオイド鎮痛薬	204
嘔吐	210
悪心	210
便秘	211

か

外因性精神疾患	165
外傷性頚部症候群	109
外傷性椎間板ヘルニア	123
外的報酬	148
外的利得	153
回避行動	12
会話	264
拡大視	36
家族関係	43, 48, 58
加速度	122
肩腱板断裂	178
肩こり	178
偏った認知	291
活動性	238
家庭	21
ガバペンチン	74
加齢変化	123
簡易疼痛評価	29
関節温存手術	224
関節拘縮	128
感染性脊椎炎	171

索引

がん疼痛	205, 209
カンファランス	41
関連痛	2

き

既往歴	175
器質的問題	179
希死念慮	159
気づき	274
機能性疼痛	125
急性痛	1
境界性・自己愛性パーソナリティ障害	
	151
共同不正行為者	112
恐怖-回避モデル	244
協力的実証主義	286
虚偽性障害	147, 149, 155
虚血	16
ギリシャ	120

く

クラッシャブルゾーン	111

け

傾聴	265
頸椎カラー	115
頸椎捻挫	109
経年性変化	112
頸部痛	178
結核性脊椎炎	177
ケベック分類	113
健康被害	127
言語式評価スケール	27, 28
見当識障害	162

こ

後遺障害	130, 132
後遺障害診断書	128
交差的交流	88
構造分析	87

交通事故交渉サービス業	135
行動回避	244
行動療法	282
広汎性鎮痛効果	249
幸福度	119
交流分析	86
ゴールセッティング	253
骨折	243
骨粗鬆症	173
骨粗鬆症性椎体骨折	173
コミュニケーション	247

さ

罪業妄想	166
作業シミュレーションプログラム	261
作為病	148
詐病	153
詐病対策	143

し

自我状態	87
自我状態の二面性	91
自己結紮	149
自己効力感	245
自傷行為	152
自助努力	266
失感情症	216
疾病利得	121
質問紙法エゴグラム	90
自動車運転	80
自賠責	134
自賠責医療	138
自賠責保険	139
社会的損失	5, 9
社会的要因	3
社会背景	99
術後遷延痛	230, 231
受動的リハ	259
受容	265
障害等級	102

障害年金	101, 103
障害年金額	105
障害補償制度	107
症状固定	131
情動失禁	159
衝突安全性	122
職場	21
心因性	213
心因性疼痛	59, 206
侵害受容	59, 213
侵害受容性疼痛	2, 59, 206
心気妄想	166
心筋梗塞	180
神経根障害	126
神経根ブロック	186
神経障害性	213
神経障害性疼痛	2, 16, 59, 73, 206
神経障害性疼痛スクリーニングツール	62
人工関節の合併症	228, 229
人工股関節	219, 220
人工股関節置換術	226
進行性核上性麻痺	163
人工膝関節	219, 220
人工膝関節置換術	225
身体症状症	153
身体所見	99
診断エラー	182, 183
診断書	129, 136
心理教育	286
心理社会的要因	119
心理的修飾	19, 20
心理的側面	124
心理的要因	3
心理療法	126

す

錐体外路症状	167
数値評価スケール	27, 28
スクリーニングツール	63
ストレス	48, 51, 54

スパスム	110

せ

生活障害	34
生活の質	204, 218
精神科疾患	17, 18
精神障害者保健福祉手帳	100
性腺機能障害	214
生物学的要因	3
セッションの構造化	286
舌痛症	24
セルフエクササイズ	261
線維筋痛症	24
漸増運動療法	250
前立腺癌	240

そ

相補的交流	88
粟粒結核	177
組織の退行変性	16
損保会社	140

た

対処能力	128
体性痛	2
退薬症候	214
代理人による虚偽性障害	148
代理ミュンヒハウゼン症候群	148
他覚所見	121
脱臼	229

ち

チーム	41
中枢機能障害性疼痛	125
中枢性神経障害性疼痛	158
長期通院	142
腸機能障害	214
徴候や症状	155
鎮痛耐性	214

索引

つ

痛覚過敏	214

て

デュロキセチン	74, 77, 167
添付文書	207

と

動機づけ面接	286
等級認定	133
東大式エゴグラム	90
疼痛（顕示）行動	10, 12, 128
疼痛生活障害評価尺度	29
同胞葛藤	216
投与量	212
トリガーポイント注射	176

な

内因性精神疾患	165
内臓痛	2
涙	277
難治性疼痛	23

に

日常生活機能の支障	281
乳癌	240
認知機能障害	214
認知行動モデル	283
認知行動療法	71, 203, 246, 280
認知再構成	291
認知症	239
認知バイアス	183
認知療法	282

ね

ねつ造	156
眠気	208, 209

の

脳血管性認知症	164
ノルトリプチリン	74

は

「はい，でも」のゲーム	89
廃用	8
破局化	35
破局化思考	9
破局的思考	35
バレー・リウ症候群	109
反芻	36

ひ

非がん性慢性疼痛	209
非器質的疼痛	125
低いハードル	271
微小妄想	166
非ステロイド性消炎鎮痛剤	172
非特異的腰痛	233
病者願望	153
病者の役割	151
病的疼痛	59
貧乏／貧困妄想	166

ふ

不安	38
フィードバック	254, 260
不活動	244
負荷量	257
複合性局所疼痛症候群	154
副作用	81
復職プログラム	261
フレーズ	269
プレガバリン	74, 76, 79, 158

へ

ペロスピロン	167
変形性関節症	222

変形性膝・股関節症	223
ベンゾジアゼピン	83, 84
便秘	208

ほ

補償	21, 121
補償制度	120

ま

慢性会陰部痛	24
慢性痛	1, 171, 183, 204, 205, 207, 212
慢性痛治療	13
慢性痛の悪循環	11
慢性痛予防	25, 26
慢性腰痛	82, 203, 232

み

右椎弓根陰影	175
ミュンヒハウゼン症候群	147

む

無作為化比較試験	280
無力感	36

も

目標・理想	278
問題解決モード	286
問題の外在化	286

よ

幼児虐待	148
陽性徴候	61
腰痛	172
抑うつ	38

り

リクラゼーション	47
リトアニア	119, 120
リラクゼーション	51, 56

れ

レッドフラッグ	170
レッドフラッグサイン	171

欧文

ADL	217
BDI テスト	160
BPI（brief pain inventory）	29
coping skill	246
CRPS（complex regional pain syndrome）	23, 154
decision-making	245, 252
disability	34
FBSS	23
fear-avoidance model	11, 70, 244, 285
global against pain	126
HADS（hospital anxiety and depression scale）	30
HAD 尺度	160
hands-off rehabilitation	257
kinesiophobia	244
major-tranquilizer	167
minor-tranquilizer	167
MMT	99
MPQ（McGill pain questionnaire）	166
NNT（number needed to treat）	67, 78
NPSI（neuropathic pain symptom inventory）日本語版	65
NRS（numerical rating scale）	27, 28, 66
pacing	245, 250, 252, 255, 257
pain behavior	10
pain catastrophizing	7
PCS（pain catastrophizing scale）	30
PDAS（pain disability assessment scale）	29
QOL（quality of life）	5, 204, 217, 218, 281
reassurance	252
self-efficacy	245, 246

SSRI	159	well-being		281
supervised exercise	255			
supervised exercise therapy	249	**数字**		
VAS	66	1 次疾病利得		97
VRS（verbal rating scale）	27, 28	2 次疾病利得		97
WAD	114			

慢性疼痛診療ハンドブック　　　　　　　ⓒ

発　行	2016 年 12 月 1 日　　　1 版 1 刷
	2018 年 1 月 10 日　　　1 版 2 刷
編著者	認定 NPO 法人いたみ医学 研究情報センター 池本竜則
発行者	株式会社　中外医学社 代表取締役　青木　滋

〒162-0805　東京都新宿区矢来町 62
電　話　　(03)3268-2701(代)
振替口座　　00190-1-98814 番

印刷・製本／三和印刷(株)　　　　　　　＜HI・HO＞
ISBN978-4-498-05610-7　　　　　　　Printed in Japan

JCOPY ＜(株)出版者著作権管理機構　委託出版物＞

本書の無断複写は著作権法上での例外を除き禁じられています.
複写される場合は，そのつど事前に，(社)出版者著作権管理機構
(電話 03-3513-6969，FAX 03-3513-6979，e-mail: info@jcopy.
or. jp) の許諾を得てください.